発達障害は治りますか？

著 神田橋條治ほか

花風社

神田橋條治（かんだばし・じょうじ）

鹿児島県出身。1961年九州大学医学部卒業。1984年まで九州大学病院に勤務。現在は鹿児島市伊敷病院に非常勤で勤務。

●代表作：コツ三部作

『精神科診断面接のコツ（追補）』岩崎学術出版社／1984年（追補版1994年）

『精神療法面接のコツ』岩崎学術出版社／1990年

『精神科養生のコツ』岩崎学術出版社／1999年（改訂版2009年）

●その他の単著

『発想の航跡 神田橋條治著作集』岩崎学術出版社／1988年

『対話精神療法の初心者への手引』花クリニック神田橋研究会／1997年

『発想の航跡2 神田橋條治著作集』岩崎学術出版社／2004年

『「現場からの治療論」という物語——古稀記念』岩崎学術出版社／2006年

他

●共著

『療育技法マニュアル第18集　発達障害とのかかわり』〈広瀬宏之〉小児療育相談センター／2009年

他

岩永竜一郎（いわなが・りょういちろう）

長崎県出身。作業療法士・医学博士。長崎大学大学院医歯薬学総合研究科准教授。現在は長崎大学医学部付属病院等で臨床に携わる。臨床家として、研究者として、そしてアスペルガーの息子を持つ父として、発達障害を持つ人の問題解決に尽力する日々を送っている。

ニキ・リンコ、藤家寛子との共著に『続自閉っ子、こういう風にできてます！』『続々自閉っ子、こういう風にできてます！』（花風社）がある。単著に『自閉症スペクトラムの子どもへの感覚・運動アプローチ』（東京書籍）がある。

日本感覚統合学会（http://si-japan.net）理事。長崎県自閉症協会高機能部部長。認定作業療法士。感覚統合認定講師。特別支援教育士スーパーバイザー（LD学会認定）。

愛甲修子（あいこう・しゅうこ）

千葉県出身。帝京平成大学専任講師。臨床心理士・言語聴覚士。スクールカウンセラー・県教育委員会特別支援教育専門家チーム委員。心理士として神田橋條治のスーパーヴァイズを受けている。

共著に『心に沁みる心理学』（川島書店）、『思春期から自立期の特別支援教育』（明治図書出版）がある。

藤家寛子（ふじいえ・ひろこ）

佐賀県出身。20代でアスペルガー症候群と診断される。解離性障害やうつなどの重い二次障害と生来の虚弱体質により苦しみ、引きこもりとなっていた時期もあったが、自分の精進と周囲の支援により健康になり、現在は週に五日勤務に挑戦中。

単著に『自閉っ子は、早期診断がお好き』『あの扉のむこうへ』。ニキ・リンコとの共著に『自閉っ子、こういう風にできてます！』。浅見淳子との共著に『自閉っ子的心身安定生活！』がある。

浅見淳子（あさみ・じゅんこ）司会・進行

神奈川県出身。編集者。（株）花風社 代表取締役社長。

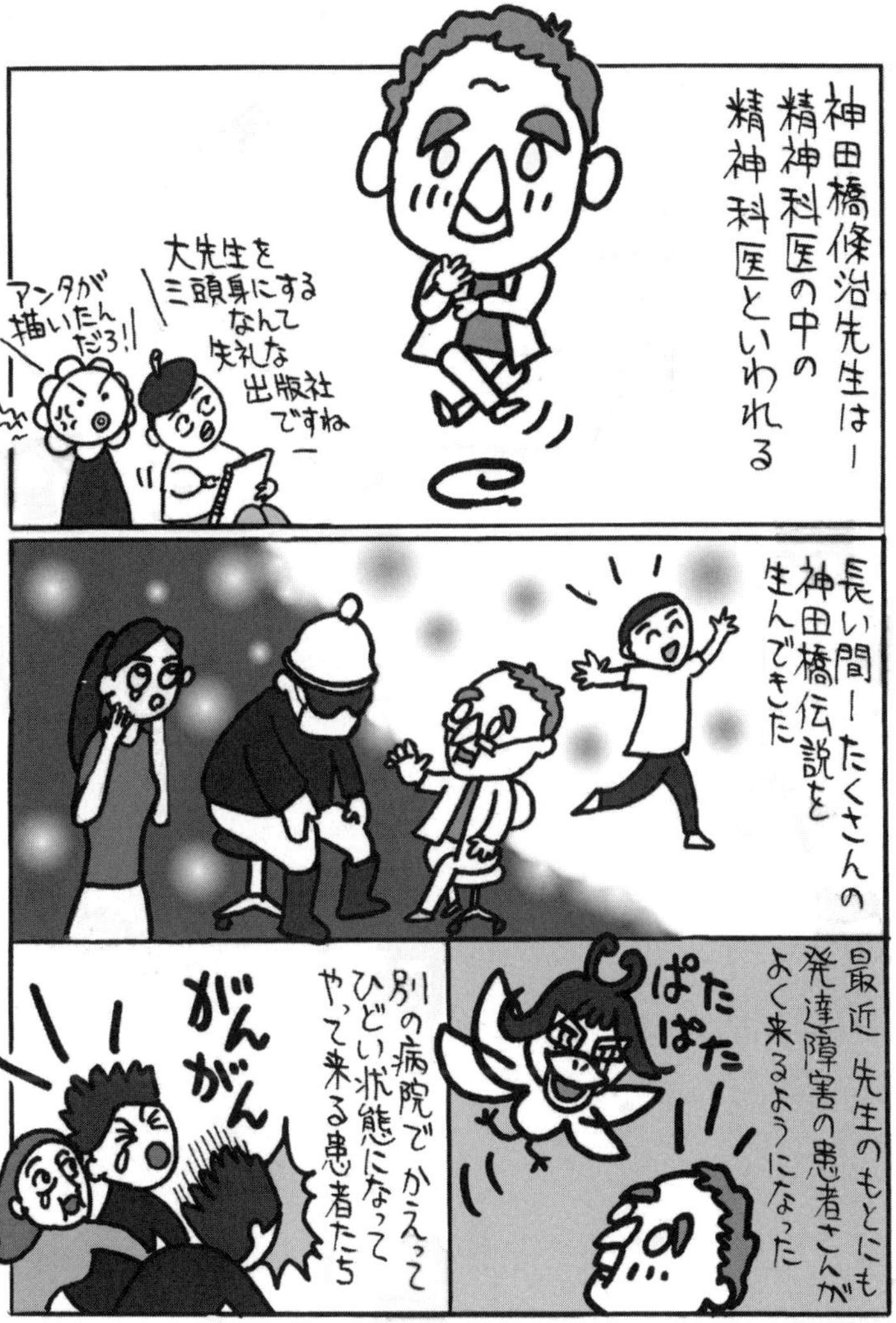
神田橋條治先生は—精神科医の中の精神科医といわれる
大先生を三頭身にするなんて失礼な出版社ですね—
アンタが描いたんだろ!!
長い間—たくさんの神田橋伝説を生んできた
最近 先生のもとにも発達障害の患者さんがよく来るようになった
ぱたぱた
別の病院でかえってひどい状態になってやって来る患者たち
がんがん

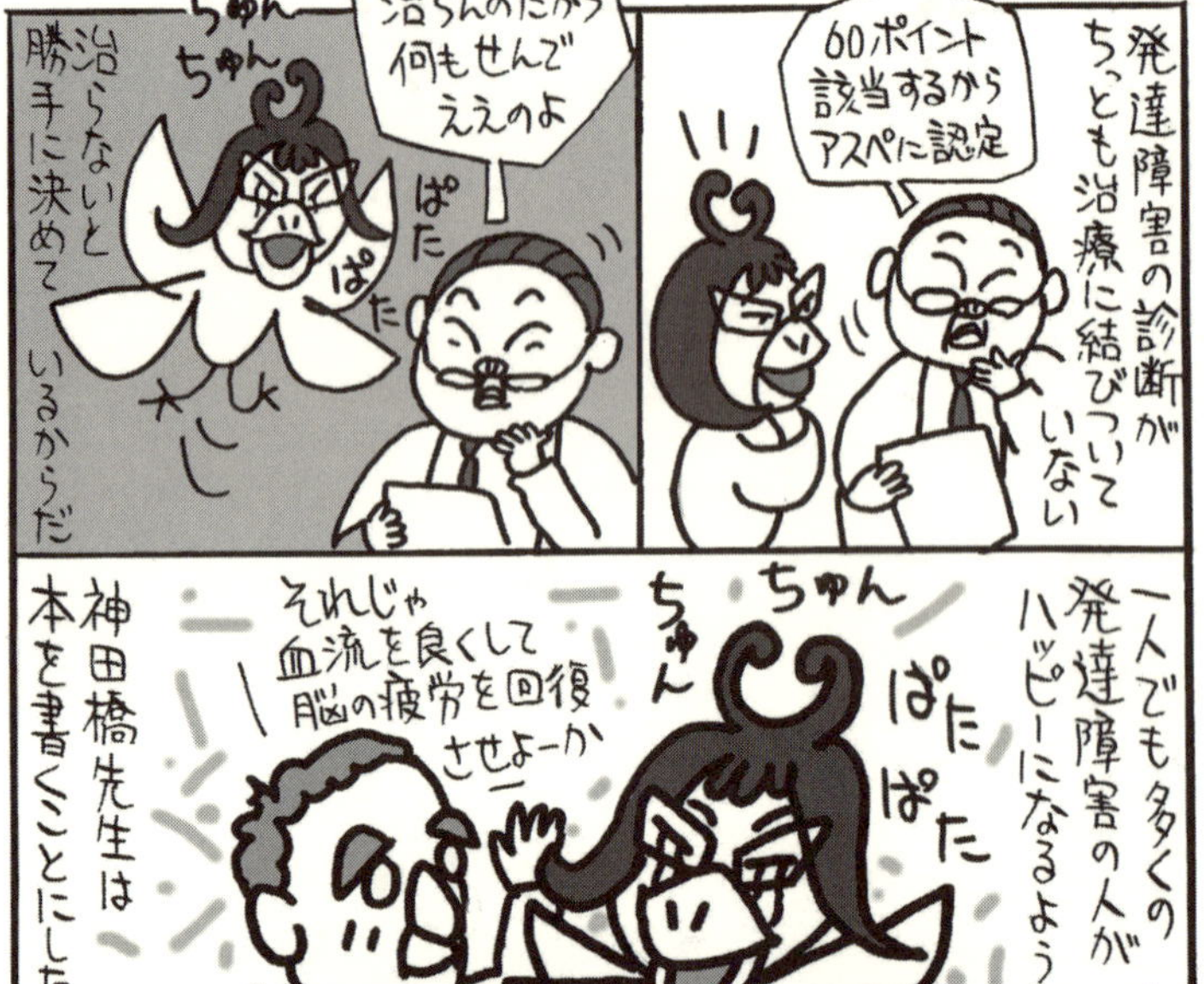
発達障害の診断がちっとも治療に結びついていない
60ポイント該当するからアスペに認定
どーせ治らんのだから何もせんでええのよ
ちゅんちゅん
ぱたぱた
治らないと勝手に決めているからだ
一人でも多くの発達障害の人がハッピーになるように
ちゅんちゅん
ぱたぱた
それじゃ血流を良くして脳の疲労を回復させよーか
神田橋先生は本を書くことにした
ここで皆さんに宿題です
「発達障害」という言葉が出てきて誰がどんな風にトクをしたでしょう？

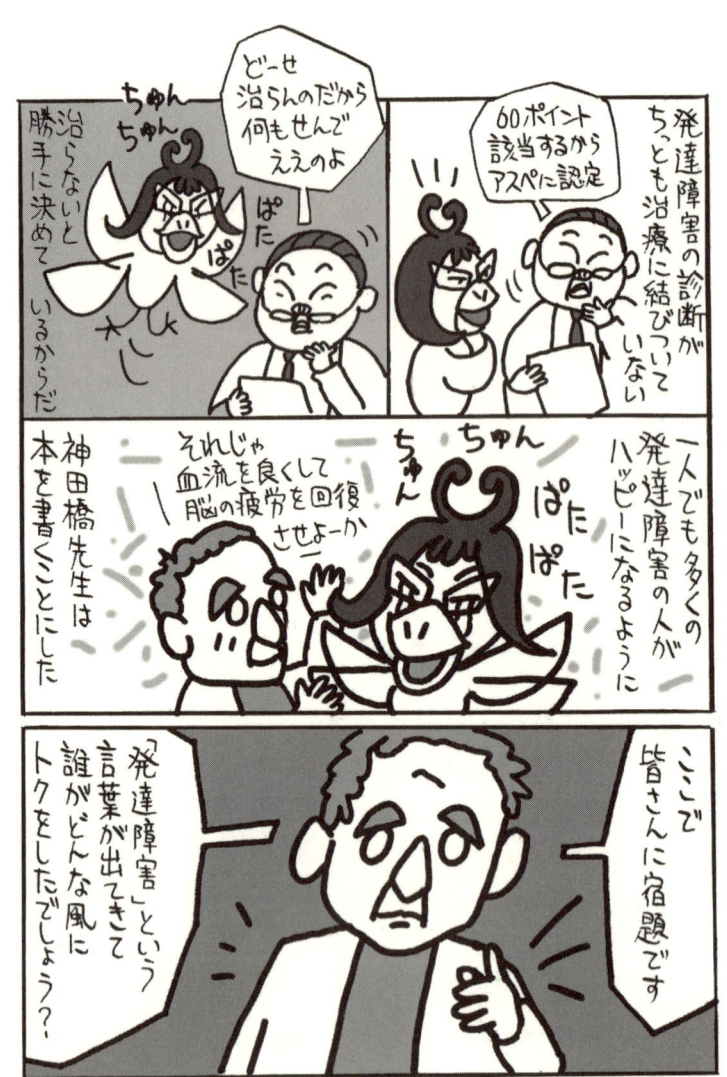

発達障害は治りますか？ —— 目次

この本が生まれるまで

花風社　浅見淳子

「花が開くように、発達障害の方が変わっていくんです」

「神田橋條治先生と岩永竜一郎先生の対談本を作りませんか？」

こういうご提案を受けたのは、二〇〇九年七月のことです。「どうして花風社がそんなすごい企画をやれと？」というのが最初の疑問でした。

たしかに長崎大学の岩永竜一郎先生とは、ニキ・リンコさんと私が二人で長崎に講演に呼んでいただいたご縁で知り合い、「自閉っ子の自立には身体の問題を解決することがとても大切！」と意気投合して本を二冊作りました。でも神田橋條治先生といえば、精神科医の中の精神科医。カリスマ的で、あまりに有名な方。当事者に書いてもらった本の多いこれまでの花風社のラインナップとは縁がなさそうでした。ていうか、ご高名な方すぎて、思い切り敷居が高い……。

ところがこのお話を持ってきてくださった愛甲修子さん（大学教員・臨床心理士・スクールカウンセラー）は結構食い下がられるのです（今になってみたら、自閉の神様のお遣いだったのかもしれません。ありがたいことです）。「私は診察に陪席させていただいているのでわかりますが、神田橋先生はとにかく人格者です。怖い方ではありません」それが本当なら魅力的なお話ですが、さらにこれが私の心をつかみました。

「とにかく、治るんです。神田橋先生のところに行くと患者さんが」

「どうして？　じっくりお話を聞かれるとか？」

「いいえ、五分診療みたいな、短い診療時間が多いです。とにかくこなされる患者さんの数が多いですから」

「治るって、どう治るんですか？」

「二十年引きこもっていた人が、ハローワークに通うようになったりするんです。あと不登校のお子さんも学校に通いはじめたり」

信じられませんでした。だって発達障害は治らないことになっているじゃないですか。

発達障害は治らない。この事実に苦しむ当事者・ご家族の方々も多いことでしょう。そしてその当時、私も苦しんでいました。家族ともども、ある発達障害の人のとんでもない「俺ルール」（ふつう考えるとありえない因果付け。詳しくは『俺ルール！　自閉は急に止まれない』ニキ・リンコ著　をごらんください）の被害者となっていたからです。

「ニキ・リンコは存在しない。浅見淳子が偽の自閉症者を演じて世間をだまし商売をしている。自分はそれを告発し浅見淳子を訴えて司直の手に渡す。大学教員である浅見淳子の夫も詐欺に加担している。職場を脅してやる」なぜだかこう思い込んでしまい、メディアに怪文書を送りつけている人物がいました。自分自身も自閉症と診断されている人です。

もしかしたら、自閉症者として本を書いたり講演に呼ばれたりするニキ・リンコさんに、嫉妬みたいなものを抱いたのかもしれません。嫉妬なんていうのは、多くの定型発達者も自然に感じる感情です。でもそれに「社会性の障害」が加わり見境がなくなると、そして「想像力の障害」が加わり思考の方向性が突飛になると、こういう珍説が出来上がってしまうこともあるようです（まあ分析は、専門家におまかせします）。

この人物は、十年間この珍説を唱え、宣伝流布していました。私はいつかそれが止まるだろうと思っていました。なぜならニキさんと私は二人そろって人前に出る機会も増えましたし、何しろこの人物には名医と呼ばれる主治医がついていると聞き、安心していたのです。

ところが宣伝流布は一向にやまないばかりか、実害が生じはじめました。まず、脅迫状が内容証明で送られてきました。続いて、会社に一日四〜五十回、この人物から電話がかかってくるようになりました。夫の勤務先にまで同じことをやられたらたまりません。それに、物理的な身の危険も感じます。私たちは弁護士の先生を頼んで、法的措置を取ることにしました。

発達障害は治らない、二次障害は世間のせい、大人になった二次障害には手のつけようがない——専門家に意見を聞いてもそう言われるだけ。だから、司法に頼るほかなかったのです。

こんな時期に「神田橋先生は難しい患者さんもどんどんよい状態にしていく」という話を聞いたのですから、興味を覚えました。本当に「治る」のだろうか。ていうか、どんな現象をもって「治った」と言うのだろうか？　自閉症じゃなくなるわけじゃないだろう。自閉症は生まれつきの脳の障害なのだから。

でも考えてみたら、私の周りの人たちはどんどん生きやすくなっている。ものの見方は自閉のままだけど、ニキ・リンコさんも藤家寛子さんも最初よりずっと心身丈夫になってきている。あれが「治る」という状態なのだろうか。私はだんだん、信じる気になってきました。

そして、「神田橋先生はどういう治療をなさるんですか？」と愛甲さんにおききしてみました。

「身体をとても重視されます。それで、私が岩永竜一郎先生にお会いしたと言ったら『僕は岩永先生とお話したいなあ』としみじみおっしゃって。岩永先生が長崎で行われている特別支援教育を、私も見学に行き感銘を受けました。このお二人がお話されるのなら、記録に残したほうがいいですよ」

うん、たしかに。

というか、岩永先生のお仕事を神田橋先生がご存知だということは、うちの本もきっと読んでくださっているんだろう。カリスマ精神科医が、ちびちび出版社から出版された年若い作業療法士の先生のお仕事をきちんと把握しているということに、私は興味を覚えました。

そして、神田橋先生が上京なさったとき、ご挨拶に行くことにしました。

実際にお会いした神田橋條治先生は、ぱっとお顔の明るい方でした。「花風社の浅見と申します」という紋切り型のご挨拶のあと、私はおもむろに訊きました。

「先生、発達障害は治りますか？」

その問に対する先生の答えを忘れることはできません。

「発達障害者は発達します。だってニキさん発達したでしょ？」

本当だ！　シンプルなお答えでしたが、私は身体が震えるほど感動しました。たしかにみんな発達している！　専門家の先生たちは「治せない」と言い切るけど。でもみんな、発達している。

次にお訊きしたのは、こういう質問でした。「岩永先生のお仕事のどこに興味を持たれたのですか？」

「今の発達障害は、診断がひどいことになっているでしょ。岩永先生のお仕事は、その診断の混乱をきちんと整理されるんじゃないかなと思って」

「？？？？」

私の知識と頭脳では、理解できないことでした。第一心理士や作業療法士が診断に参加する療育先進国と違い、日本では医師のみが診断できることになっています。岩永先生は作業療法士さんなのですから、そもそも診断とは関係ないんじゃないか……。

このときの私は、（今よりもさらに）浅薄な判断しかできませんでした。それでも「発達障害者は発達します」という言葉には感動したし、とても腑に落ちたし、神田橋先生が「ご高名な先生だけど怖くない」とわかったのが収穫でした。

「発達障害者は発達します」。私はこの言葉を、岩永先生にご報告しました。「すごいですね。そのとおりですね」と岩永先生はおっしゃいました。そして「めちゃくちゃになっている診断を、きちんと整理する研究をなさっているとかなんとかおっしゃっていました」

という報告には、謙虚な岩永先生のこと、恐縮していました。

私はそれから「発達障害者は発達します」という言葉を、心ある支援者にも言いふらしました。ＡＳＤ当事者で仲のいい人たちにも言いふらしました。みんな感動しました。

そして岩永先生と二人で、神田橋先生のご本や論文をせっせと読み始めました。もちろんプロの岩永先生と私では理解度に差があるとは思いますが、岩永先生は岩永先生なりに、私は私なりにだんだんだんだん、神田橋先生の治療のすごさがわかってくると「すごいですね！」「すごいですね！」の応酬になりました。「僕、長崎に久しぶりに行きたいなあ」という神田橋先生のご希望でミーティングは長崎で行われることに決まり、私はその日を楽しみにしながら年末年始の休暇中もせっせとお勉強しました。


新年を迎えたばかりの長崎で行われたミーティングには、神田橋先生、岩永先生、愛甲さん、私、それにアスペルガー当事者の藤家寛子さんも佐賀から駆けつけてくれました。途中、岩永ファミリーもちょこっと参加され、自閉っ子の藤家さんと岩永先生のご子息に対する診療のシミュレーションも拝見することができました。その場で表情がどんどん明るくなっていくのがわかり、先生の力を信じざるをえませんでした。

ミーティングを終えたあと、岩永先生はこういうメールをくださいました。

昨日、一昨日とお世話になりました。

私にとって、夢のような時間でした。

対談本ということを考えるともっとしゃべったほうがよかったのかもしれませんが、神田橋先生のおっしゃる一言一言を聞き漏らすまいと必死になっていました。

本当に神田橋先生は、素晴らしい臨床家だと思いました。

神田橋先生の御本で理解していた以上に魅力的な方でした。

治療に対するスピリッツ、患者さんのためにつねに新しいものを取り入れようとする貪欲さなど、知識以上に学ぶものがたくさんありました。ＮＰＯ法人神田橋研究会ができるのも納得できます。

今回伺った、神田橋先生の含蓄のある一つ一つの言葉から感じえたことを多くの方と共有できればと思います。

こういうわけで、この本は生まれました。

1　発達障害者は発達する。

そして

2　二次障害は治せる。

そして
3　誤った治療による二次障害を阻止しなくてはいけない。
そもそも
4　治療なき診断はただの粗探し。
にすぎない。だって
5　患者の状態を少しでもよくするのが治療者の義務。
だろう。でも治療に当たるのは医療者だけではなく
6　当事者や家族が自分で、安価に、自宅でできる療育・養生のコツを考案するのも治療者の仕事。

こう提唱しているお医者様が、どのように発達障害をみているか、どのような治療をしているか、そういうことを伝えるために生まれました。

「発達障害の人にもその周りの人々も、未来に希望を持てるのだ」と伝えるのがこの本のミッションです。

さあ、ページをめくってみてください。

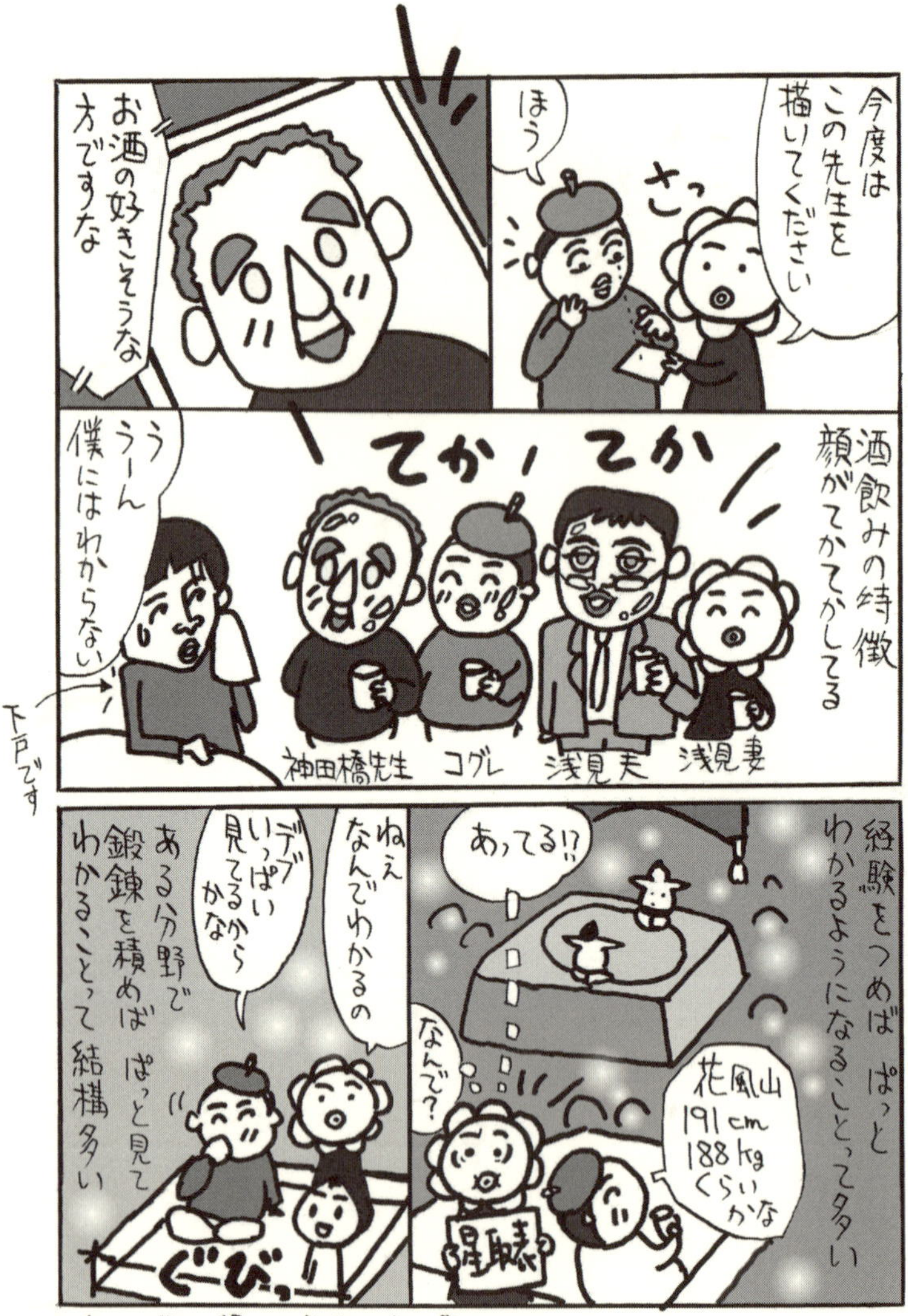
今度は
この先生を
描いてください
さっ
ほう
お酒の好きそうな
方ですな
酒飲みの特徴
顔がてかてかしてる
てか てか
うーん
僕にはわからない
下戸です
神田橋先生
コグレ
浅見夫
浅見妻
経験をつめば ぱっと
わかるようになることって多い
あってる!?
なんで?
花風山
191cm
188kg
くらいかな
星取表
ねえ
なんでわかるの
デブいっぱい
見てるから
かな
ある分野で
鍛錬を積めば ぱっと見て
わかることって結構多い
ぐびっ

まっ 何の役にも立たんよーな…

〈第一章〉

発達障害者は発達する

浅見 本日は皆様お集まりいただいてありがとうございます。

今回は、精神科医の神田橋條治先生の発達障害の診断と治療に関するお考えを、ここにお集まりいただいた皆様とお聞きしたいと思います。私がなんといっても感動したのはですね、「発達障害は治りますか?」というご質問をしたときに先生から返ってきた「発達障害者は発達します」という言葉です。

藤家(ちゅん平) 実を言うと、先生のようにきちんと言葉にはできませんでしたが、発達障害者は発達する、という考え方は、私もつねに心に留めておいたことです。だから、最初、浅見さんからその一言を聞いたとき、ぞくっとしました。

やっぱり巨人はいるのかな、と思ったほどです(巨人のいる世界観については『自閉っ子、こういう風にできてます!』『自閉っ子的心身安定生活!』等参照)。人はつねに成長します。私はその「伸び」を、精神的なものだけではなく、脳にも求めてきました。

愛甲 先生の病院は、なんかいつも野戦病院みたいですよね。

神田橋 一日五十人は診ているからね。一人一人を丁寧に診られないので申し訳ないの。

結構私が行ったときは重い方も出会いますよね。それでよくなっていくから。

ご本人にとってもご家族にとっても、とにかく「よくなる」のが一番なので、今回はどうしてよくなるかをお聞きしたいです。

でも一日に五十人診られるということは、別にじっくりとお話を聞くわけではないんですよね。

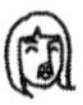 先生は患者さんを診て、どこが苦しんでいるかわかるんです。私たち陪席している心理士やドクターは、その技を盗もうと一生懸命やっています。

 お医者様たちも、神田橋先生から多くを学ぼうと熱心に取り組まれているのですね。児童精神科医の杉山登志郎先生は神田橋先生について「その慧眼には敬服の念を禁じ得ない」と書いていらっしゃいますし（「そだちの科学」13号　成人の発達障害）、北海道大学の小山司教授は、このように表現していらっしゃいます。「精神療法家としてご高名な先生でいらっしゃいますけれども、非常にバイオロジカルな志向性もお持ちでありまして、非常にバランスの良いお考えの先生」（「臨床精神医学」３６（４）４１７－４３３　二〇〇七　ＰＴＳＤの治療）。

その神田橋先生から、現在大きなうねりとなりつつある発達障害の問題についてお聞きするのは、当事者・保護者・支援者にとっても、また一般社会の人々にとっても、有益なことと考えています。

岩永  本当にそのとおりです。私もこのお話をいただいてから、先生の論文やご著書などを集中的に読ませていただきました。大げさかもしれませんが、今、発達障害について神田橋先生に語っていただくことは、革命的なことではないかというくらいの気持ちです。今日は神田橋先生とお話できるということで緊張しています。

未来を思い描く

さて、このお話をいただいてから私も岩永先生同様、神田橋先生のお書きになったものに目を通しまして、大変感銘を受けました。その第一の理由は、先生が臨床に当たっていつも患者さんの未来像を描いていらっしゃるところです。

だってね、未来のためにやっている仕事ですもんね。

一人の患者として、お医者様が未来を思い描いてくださるというのは、とてもうれしいことです。

たとえば先生は、双極性障害をわずらわれる人たちはその体質として、誰かの役に立つようなことをやるようになると健康になるとか、そういう風に書いていらっしゃいましたけど、目の前にいる患者さんが健康になったときの像を思い描きながら治療に当たっていらっしゃるというのがとても新鮮でした（「臨床精神医学」３４（４）４７１－４８６　二〇〇五　双極性障害の診断と治療）。

私はいつも、未来を思い描きながら治療していたんですよ。

そうなんですよ。夢ですよね、未来は。未来を思い描くことによって人は頑張れるし、耐えることもできるんです。

明日のことでもいいんですよ。一日一日の積み重ねで未来ができていくんです。闘病しているときも、明日元気になったら洋服を買いに行こうかなとか考えました。もしかして脳が発達してきたら、こういうことしたいなとか、私にもこういうこと感じられるようになるかなとか。つねに明るい希望を持つようにして生きてきました。

そうねえ。それを治療者がせんねえ。なぜせんのだろう。僕はね、治療が大好きなんですよ。目の前で苦しんでいる患者さんをなんとかラクにしてあげたいという気持ちでやっているの。医者の仕事は、それでしょう。

そのためにどんどん新しい手法を取り入れていらっしゃいます。

と言いますか、どうして先生は未来像を考えるんですか？　そういう視点のない精神科医の方も中にはいると思いますが。

自殺しない限り未来はあるわけじゃないですか。うつのひどいときでも、私は未来を思い描いていました。あとになって過去を振り返るときに、つねに頑張っていた自分でいたいという目標があるんです。それを実現するには毎日を大切に生きていくしかないんだ、ということがしだいに分かりました。うつだけれども、生きている。もしかすると、うつを脱することができるかもしれないと思って闘病してきたんです。

そういう体験を語る当事者はたくさんいるでしょ。これだけ当事者の本がいっぱい出ているのに、どうして発達障害はよくならないという考えを変えないのかねえ。

どうしてでしょう。どっから入ってきたんでしょう。
ひとつは親のせいにされていた時期が長くて、その名誉回復のために生まれつきの障害だって強調しなきゃいけない時期があったのは理解できるんですけどね。

治るというよりは改善されるんですよね。

そうなんですね。改善なんですね。
自閉症は治らないことになっているけど、私は身近にいる自閉症の人たちがどんどん生きやすく健康になっていくのを目撃しています。それも、まるで違う生き物になったかのように。だから私は先生がおっしゃった「発達障害者は発達する」というこのものすごくシンプルな言葉が腑に落ちて、身体が震えるほど感動したんです。というのは、たしかにそうだから。
それに、一生懸命仕事をしている支援者とか当事者とか保護者とかにこの言葉を話すと、みんなものすごく感動します。岩永先生に最初お話したときも、ね。

ええ。びっくりしましたね。

私は二十三のときに診断がつきました。当時は二十五のときに十五歳くらいになればいいな、と思って生活してきました。自分の中で展望をもったというか。発達が遅れているのなら遅れているなりに成長すればいいんだ、と思って。

知的障害の人もどんどん頭よくなるからね。うちには僕と同い年の知的障害のお手伝いさんがいるけど、年々頭良くなっているし。発達障害者だって当然発達しますよ。

発達障害って何？

それでは神田橋先生は、発達障害をどのようなものと考えていらっしゃいますか？

発達障害とは、脳にシナプスの発育のおくれがあるということです。シナプスの結合ミスが起きているということらしいです。どこがどのくらいおくれているかで色々表現形は変わってくるのでしょう。だから症状は千人千通り。しかも一般の人との間にきれいな連続性がある。それは当然のことなんです。そして、うれしいねえ、脳には可塑性があるというエビデンスがどんどん出てきているでしょう。

はい。たくさん出てきています。

だって長島さんが、歩けるようになっているもんなあ、しゃべったりさあ。オシムさんだって今またサッカーの論評したりしているでしょう。なのにどうして治らんと言えるのかねえ。

最近、運動することによって神経細胞を育てるのに役立つ神経栄養因子が増えると

か、高齢者でも神経細胞が増えるというエビデンス（科学的根拠）が出てきています。
以前はなぜ脳が可塑性を発揮していくかわからなかったんですけど、最近わかるようになってきています。

そこなんですよ。エビデンスが出るとみんなやり始める。効いたっていう現場での事実をエビデンスに取ればいいのに。

神田橋先生は脳を変えていくには運動が大事だと思っていらして、それで感覚統合の研究をされている岩永先生と意見交換がしたいと思われたのですか？

それもあります。でもそれだけじゃありません。今診断がめちゃくちゃになっているでしょ。それをきちんと整理なさるお仕事を岩永先生はやっていらっしゃるんじゃないかと思ったの。

でも、医師以外の専門職も診断にかかわるアメリカとかとは違い、日本では診断は医師がすることになっていますよね？　なのにどうして神田橋先生は、作業療法士の岩永先生にそこまで期待を寄せられるのですか？

治療のための診断が必要だ

今の診断は治療につながっていないでしょ。

はい。つながってないです。

でも本来発達障害っていったら、千人千通りですね。

はい。

でも岩永先生は「この部分をターゲットにして育てたら」とかそういう診断をしておられるように感じたので、興味を持ったんです。

岩永先生、ご自分でわかりますか？

はい。

ピンポイントっていうことですか？

私はもちろんＤＳＭⅣ（精神疾患の分類と診断の手引き　第四版）の診断基準は頭の片隅には置いていますが、もともと作業療法士は対象の方を見るときに医学診断にとらわれすぎないようにして、その人の特徴を様々な視点からとらえていくんですね。だから同じ自閉症といっても、それぞれ違った特性を持つ子どもとして見ていくことができると思います。

同じ自閉症という診断でも、ある人は社会性の問題が大きいこともありますし、ある人は感覚の問題が大きいこともあるんです。同じ診断の人でもまったく違うポイントに照準を当てて指導していくことはよくあります。自閉症というからには感覚の問題がすごく目立っていても社会性の問題もあるので、プライオリティの問題なんですが、支援を考えるときにはプライオリティが高いほうにスポットを当ててやっていきます。そして、そこから他の問題との関連も考えていきます。

バラエティに富んだ発達障害の人を、いくつかの機能部分に分けて記述できる人が、今のところ他に見当たりませんので、岩永先生のお仕事は貴重だと思ったのです。

それは、生活場面に応じた能力カテゴリー分けですか？

もうちょっと脳神経の機能レベルで。オシムさんやら長島さんのリハビリテーションのレベルで。生活場面の水準なら他にやっている人もいますよ。

でも、生活場面だと場面が変わると使えないことが多いんです。

ああ、そうですね、パターンで覚えると膨大に暗記しなきゃいけないですよね。

それに学校現場の事情を話すと、今、診断はラベル貼りとしかとらえられていない面があるので、自閉症の子にはこういう対応、といった決まりきった対応がどの子にも同じようにされてしまうんです。それが逆効果を生んでいます。

その声もよく聞きます。

もう少し進んだ診断、すなわち、この子のどこがうまくいかないかというのを、先生や保護者が発見できるような方法論というのはないのかな、と思いましてね。今の診断は本人の状態をよくするのにあまり役立っていない。

（うなずく）

それができてくれればかなり役に立つんだけど。

先生このご本（療育技法マニュアル　第18集「発達障害とのかかわり」小児療育相談センター発行）に、「パターン化が親にうつる」というようなことを書いていらっしゃいますね。専門家がマニュアル対応になると親もマニュアル対応になって学校もマニュアル対応になって……。

親は困り果てているよね。困り果てている人に、何かの教条を与えれば、すぐに飛びつくよね。苦しいから。そしてそれは親が悪いんじゃない。それだけ親が欲しているんですよ。養生のコツを。

そういう本を作りたいですよ。

作らないかん。僕はね、それをできるのが岩永先生だと思ったの。

ははあ。

私も診断名をつけられて終わりじゃなくて、そこからが始まりでした。いかに自分の持っている特性を活用して、いいほうに展開していくかというのを考えたので、そんなに診断名にこだわりすぎなくてもいいのかなと思います。

その子、その子の特徴をつかむことは絶対に大事ですよね。それは一般人の私たちだって、自分の脳みその癖を知ってそれに対応しながら社会生活をやっていくわけだから。でも医学的診断は、ときには専門家の診断に対する熱意と裏腹に、現場で紋切り型の解釈をされてしまうことがあるんですね。

そういえば、学校現場とかで心ある支援をしている人は、医学的診断名に逆にとらわれない、とよく言いますね。

医学的診断だけでは、支援の本当の役には立ちません。もっと細かくその子、その子の特性をつかまないと。

僕はね、「精神科診断面接のコツ」（岩崎学術出版社）にこういうことを書いたの。

診断には三種類の機能があります。それぞれ重要な目的を担っています。第一の機能は行動指針です。第二の機能は専門家の間の共通言語で第三の機能は患者さんに対する説明の道具です。

診断類型は、ある目的のために作成されたものにしかすぎません。共通の言語として、つまり専門家同士が話を通じさせるために使われている診断があっても、それはあなたにとってなんの役にも立たんです。もうひとつ、こういう診断がついたらこういう治療をしよう、こういう養生をすればいい、そういう行動指針を目的とした診断がある。三番目はあなたの持っている困難は、こういうことから起こっているんですよと説明するための診断もある。

私、その本読ませていただいたときに思ったんですけど、結局専門家同士の共通言語としての診断というのが、今の発達障害の世界では一人歩きしているのかな、と。

そうですね。

それでみんなそれにとらわれて、対応を間違えがちなのかもしれません。

脳の機能改善を考えてみよう

それに今、発達障害の一次障害に関しては無力だということを治療者が威張って言っているでしょ。「無力だ～」と落ち込みながら言うのではなく「無力だよ！」と威張って言っている。でもこんなことができる、あんなことができる、と積み上げていけば、今後は「あ、そうか、それを知らないから無力だったんだな」と引け目を感じるようになると思うの。開き直らなくなると思うの。だから岩永先生が活躍しなきゃいけないの。

そーですね（小さい声で）。

すごいですね！　岩永先生は神田橋先生から見て、そんな貴重な人材だったんだ。花風社は悪運強いな、やっぱり。星周りいいよね。

どうしてかというとね、最近世の中を動かすのはトップダウンじゃないからですよ。家族や当事者の声ですよ。「こういう方法があるらしいですよ」と家族や当事者が医療者に働きかけるんですよ。当事者や家族が本を読んで「これやってみたんですけど、やったらよかったです」ともってくるんですよ。そうすると医者も知らなきゃならんでしょ。「そんな勝手なことやったら知らん」なんて言う医者は「この医者ダメだ」と患者側の判定指標になるでしょ。診断したあと、そのデータを使ってどうするかが大事。診断つけて終わりじゃいけません。

一次障害とか二次障害とか

先生、素人にわかりやすく教えてほしいんですけど、一次障害と二次障害ってどういう風に違うんですか？

足が短い人が、足の短さゆえに生活しづらくていらいらするのが二次障害ですね。

足が短いことが一次障害で、生活しづらくていらいらするのが二次障害ですか？

ニキさんの言い方を借りれば、使い勝手の悪い脳で頑張っているからねえ。だから生じるのが二次障害。

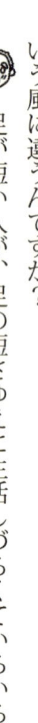

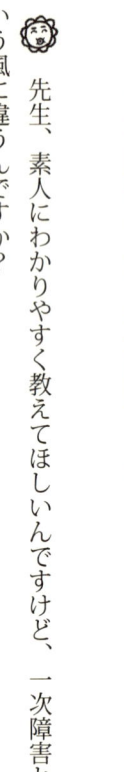

私はこう考えています。その人の障害に早期に気づいて、その人にあったような環境を作って、それでも残るのが一次障害で、これまでの生活環境の中でかぶさってきているのが二次障害だと。変えられる問題が二次障害だと。

じゃあ愛甲さんが私のところにやってきて「とにかく神田橋先生は治されるんです」っておっしゃったときに治るって言ったのは一次障害ですか？　それとも二次障害？

僕はなんでも、ちょっとでもいい状態を作れば、自然治癒力が発動するんじゃないかという考え方なの。

ふ〜ん（↑よくわかっていない）。

まあとりあえず藤家さんの治療を始めましょう。もう部屋に入ってきたときから気になって仕方ないんだ。ご両親も含めてね（編注：ご両親は佐賀から長崎まで藤家さんを送ってきた）。脳が苦しんでいるよ。それでね、脳に悪影響を及ぼしているのは姿勢なの。僕が今凝っている治療をやってあげましょう。

姿勢が原因？　本当ですか？　ちゅん平さん姿勢いいのに。

身体にゆがみがあるから、いい姿勢を保とうとして頚椎のところが無理をしているんです。それが脳幹部を苦しめている。

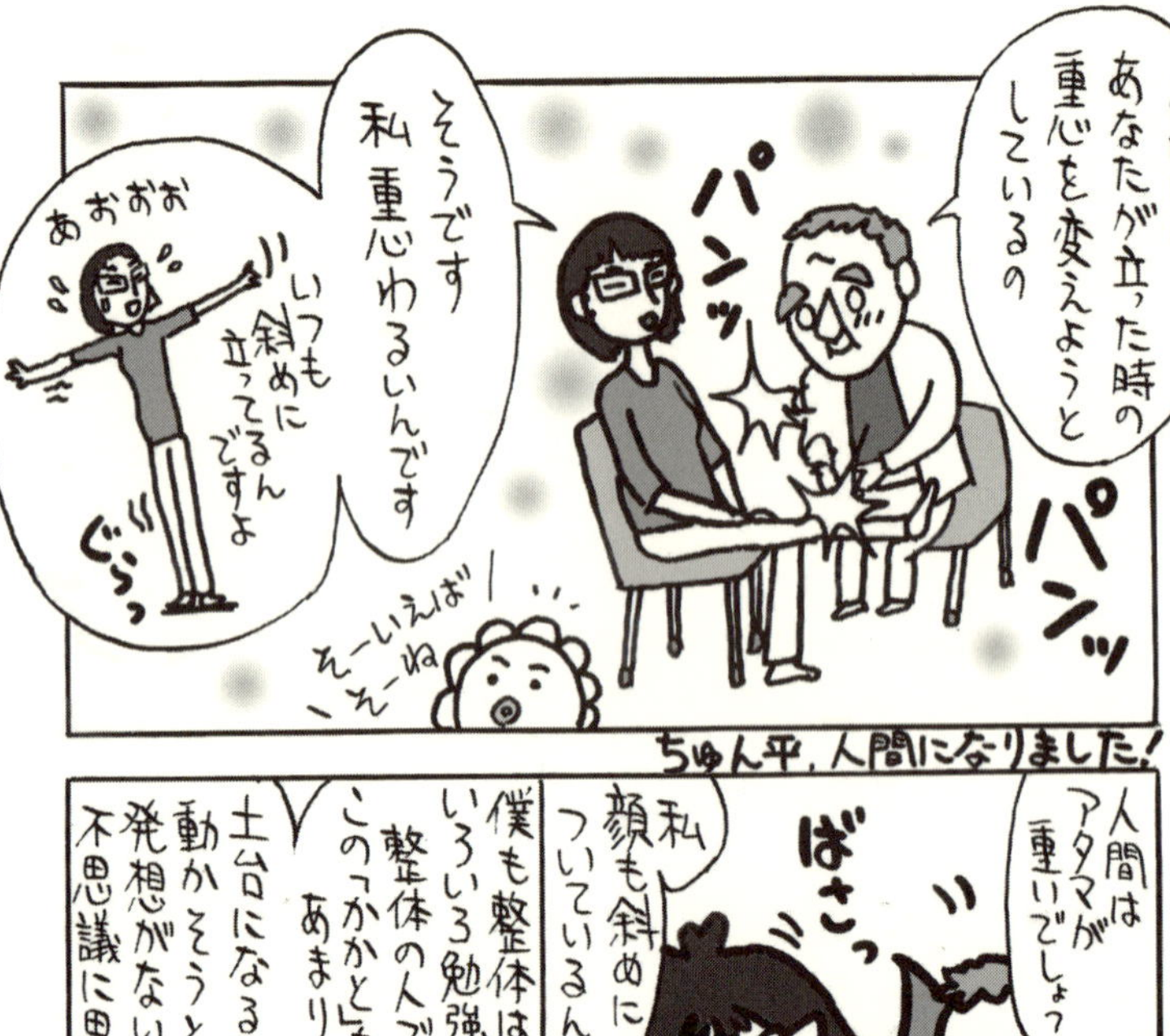
これはね…あなたが立った時の重心を変えようとしているの
パンッ
パンッ
そうです 私重心わるいんです
いつも斜めに立ってるんですよ
あおおお
ぐらっ
そーいえばそーね
ちゅん平、人間になりました！
人間はアタマが重いでしょ？
ばさっ
私顔も斜めについているんです
僕も整体はいろいろ勉強したけれども整体の人でもこの「かかと」を動かすことはあまりやっていないな
土台になるかかとを動かそうという発想がないのは不思議に思います
整体の人でもそこに気づかないんだよね～
ぱちん
ぱちん
頭でバランスとるのがいちばんとりやすいわけね だからゆがんじゃうの
ぱちん
ぱちん
それでウツになって整体に似た筋肉バランスやってたんです

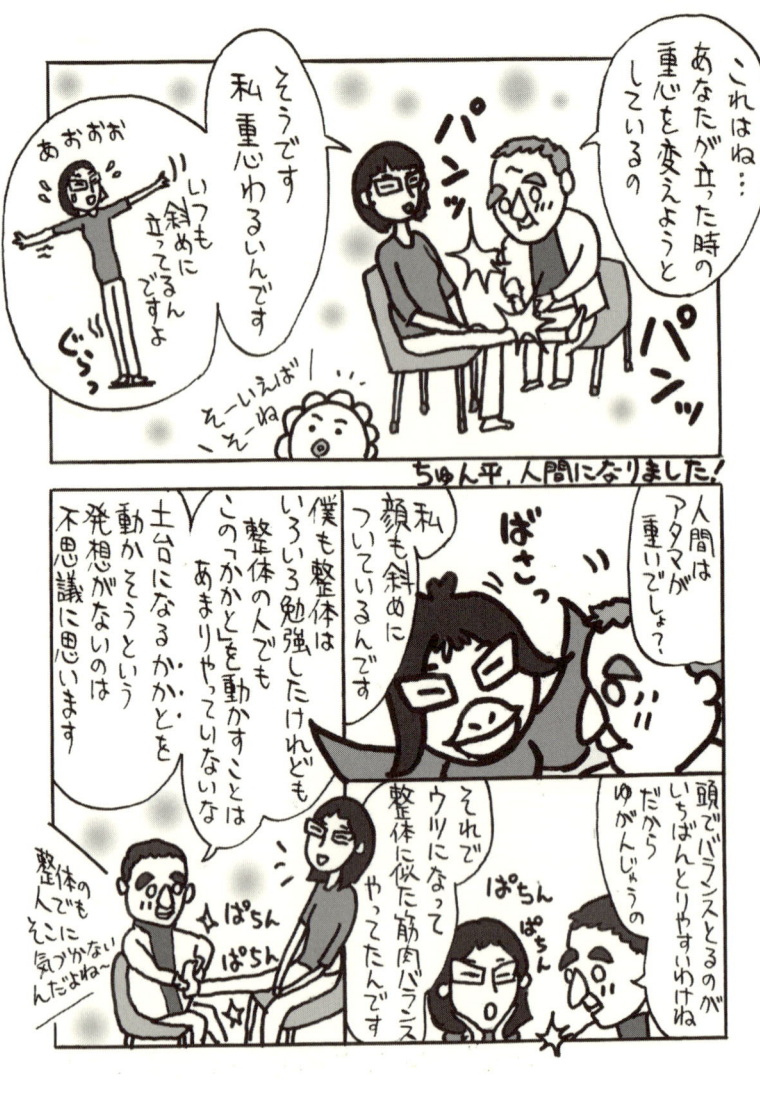

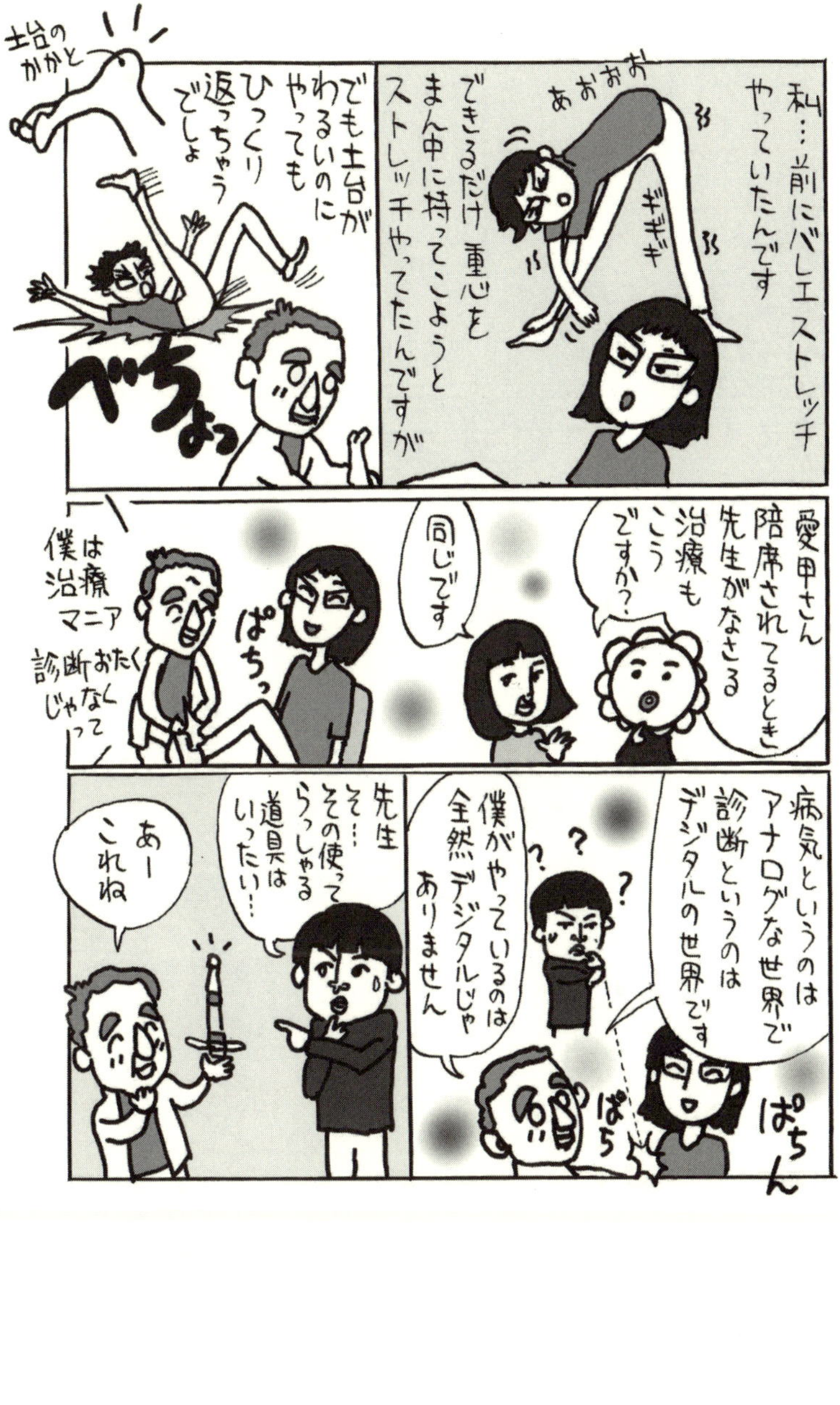
私…前にバレエストレッチやっていたんです
できるだけ重心をまん中に持ってこようとストレッチやってたんですが
あおおお
ギギギ
でも土台がわるいのにやってもひっくり返っちゃうでしょ
土台のかかと
べちょっ
愛甲さん陪席されてるとき先生がなさる治療もこうですか？
同じです
ぱちっ
僕は治療マニア
診断おたくじゃなくって
病気というのはアナログな世界で診断というのはデジタルの世界です
？
？
？
僕がやっているのは全然デジタルじゃありません
ぱち
ぱちん
先生そ…その使ってらっしゃる道具はいったい…
あーこれね

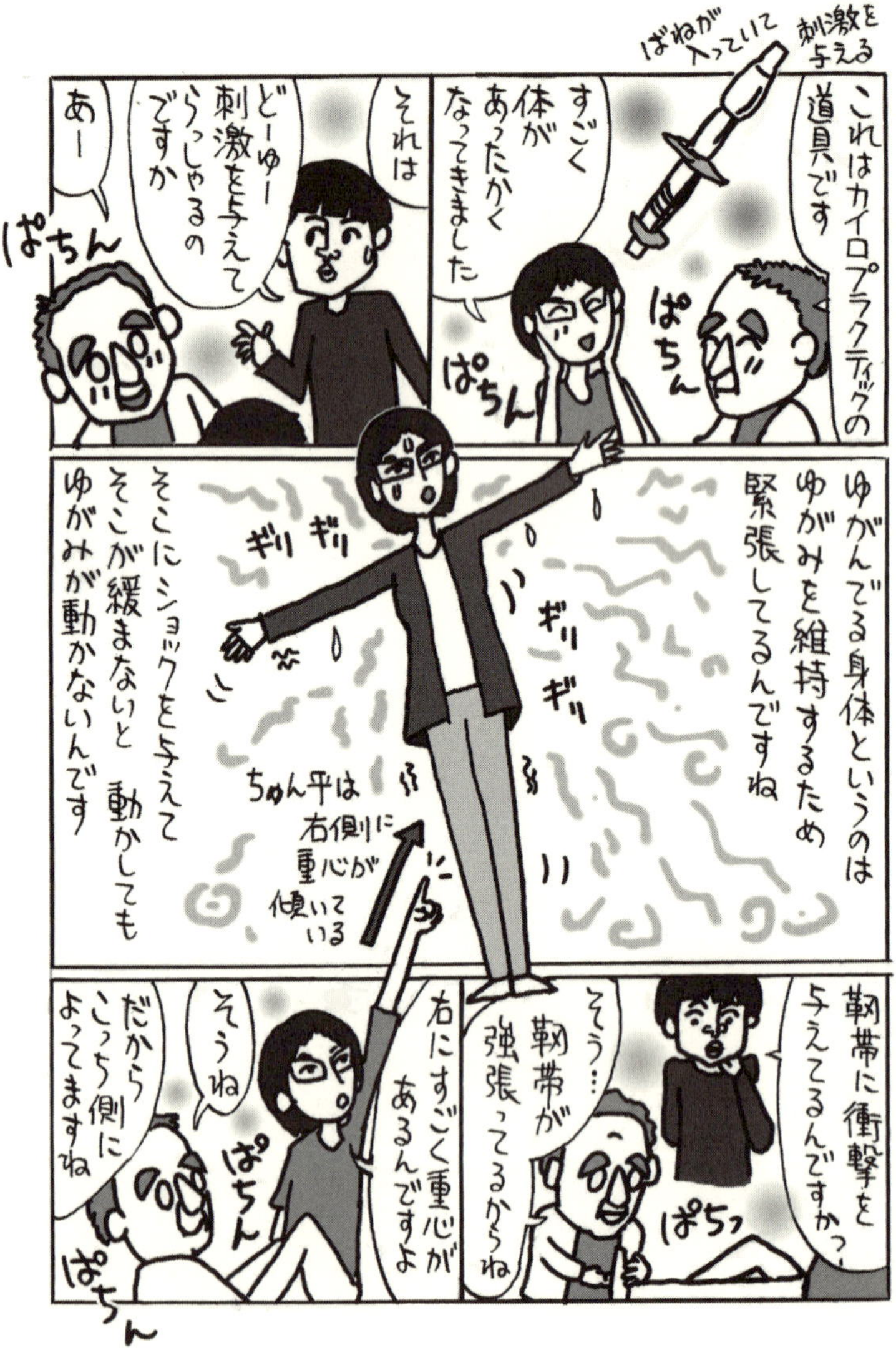
ばねが入っていて刺激を与える
これはカイロプラクティックの道具です
ぱちん
すごく体があったかくなってきました
ぱちん
それは
どーゆー刺激を与えてらっしゃるのですか
あー
ぱちん
ゆがんでる身体というのはゆがみを維持するため緊張してるんですね
ギリギリ
ギリギリ
そこにショックを与えてそこが緩まないと動かしてもゆがみが動かないんです
ちゅん平は右側に重心が傾いている
靭帯に衝撃を与えてるんですかっ
ぱちっ
そう…靭帯が強張ってるからね
右にすごく重心があるんですよ
そうね
だからこっち側によってますね
ぱちん
ぱちん

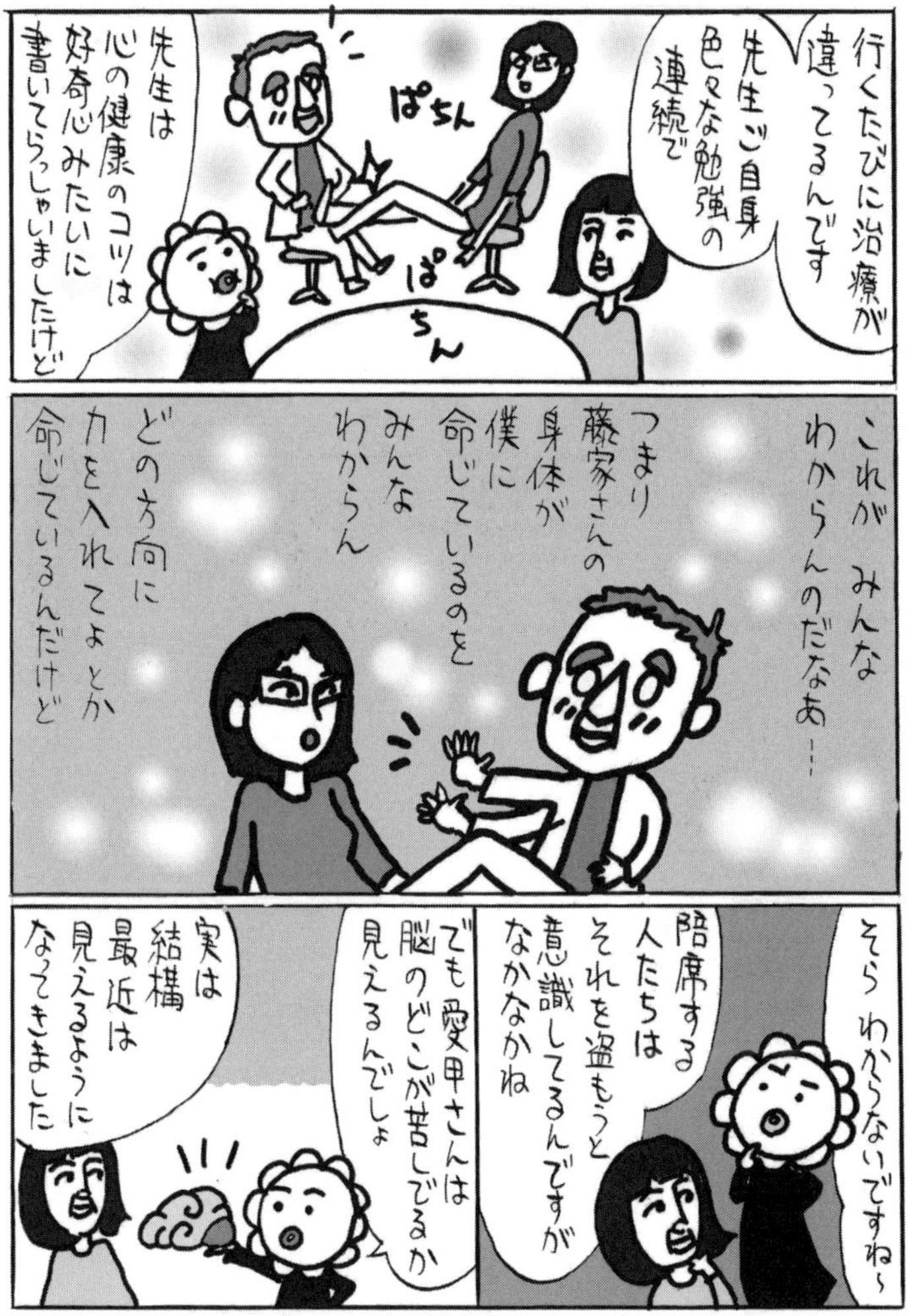
行くたびに治療が違ってるんです
先生ご自身色々な勉強の連続で
ぱちん
ぱちん
先生は心の健康のコツは好奇心みたいに書いてらっしゃいましたけど
これがみんなわからんのだなあ……
つまり藤家さんの身体が僕に命じているのをみんなわからん
どの方向に力を入れてよとか命じているんだけど
そらわからないですね〜
陪席する人たちはそれを盗もうと意識してるんですがなかなかね
でも愛甲さんは脳のどこが苦しでるか見えるんでしょ
実は結構最近は見えるようになってきました

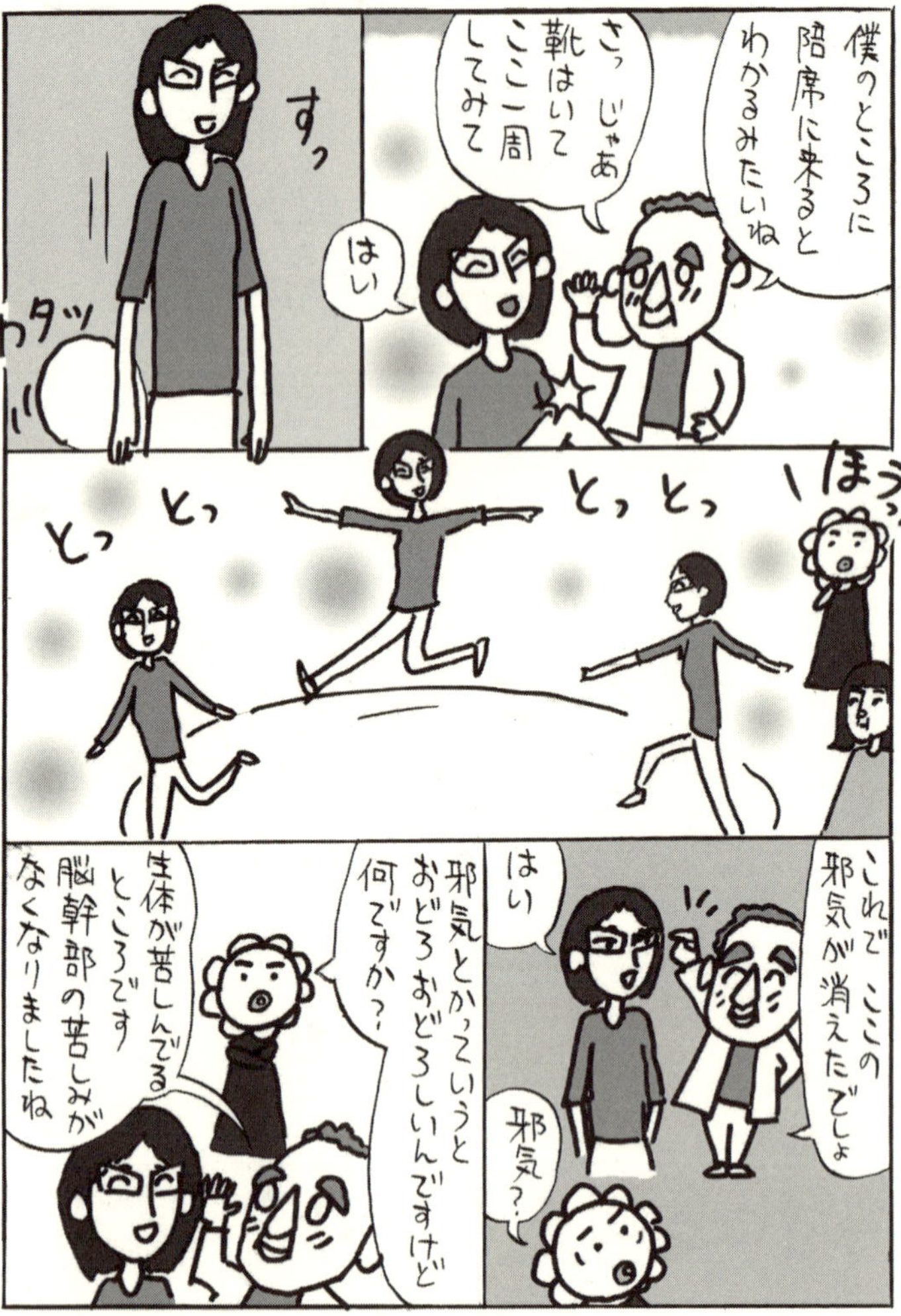
僕のところに陪席に来るとわかるみたいね
さっじゃあ靴はいてここ一周してみて
はい
すっ
カタッ
とっとっ
とっとっ
ほう
これでここの邪気が消えたでしょ
はい
邪気？
邪気とかっていうとおどろおどろしいんですけど何ですか？
生体が苦しんでるところです
脳幹部の苦しみがなくなりましたね

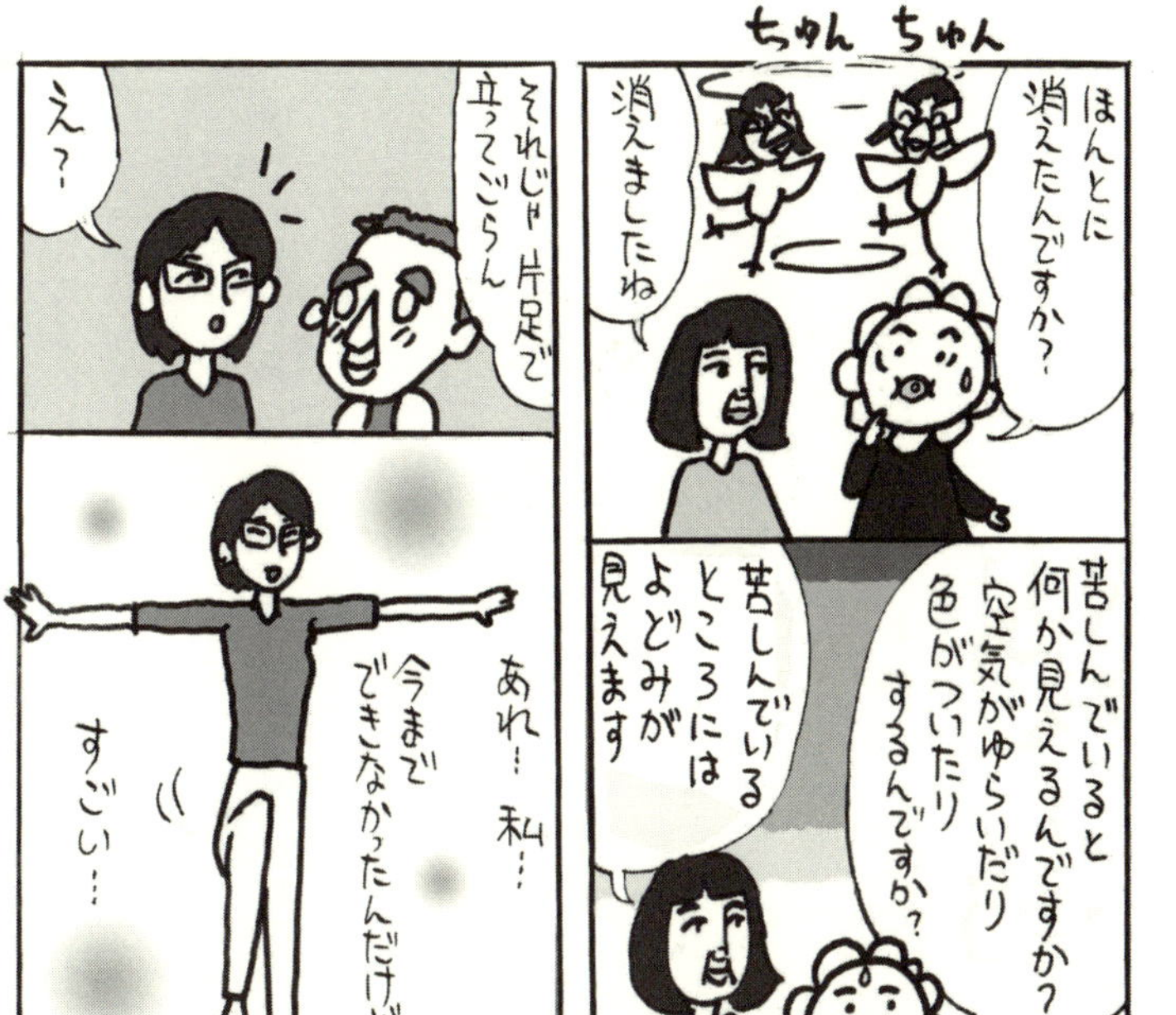
ちゅん　ちゅん
ほんとに消えたんですか？-
消えましたね
それじゃ片足で立ってごらん
え？-
苦しんでいると何か見えるんですか？-空気がゆらいだり色がついたりするんですか？
苦しんでいるところにはよどみが見えます
あれ…私…今までできなかったんだけど…
すごい…
で…ちゅん平治療から一晩たってー
かかとのところがごつごつしてたんです
でも昨日歩いたら足の感覚がわかるようになって
そうですかうれしいな

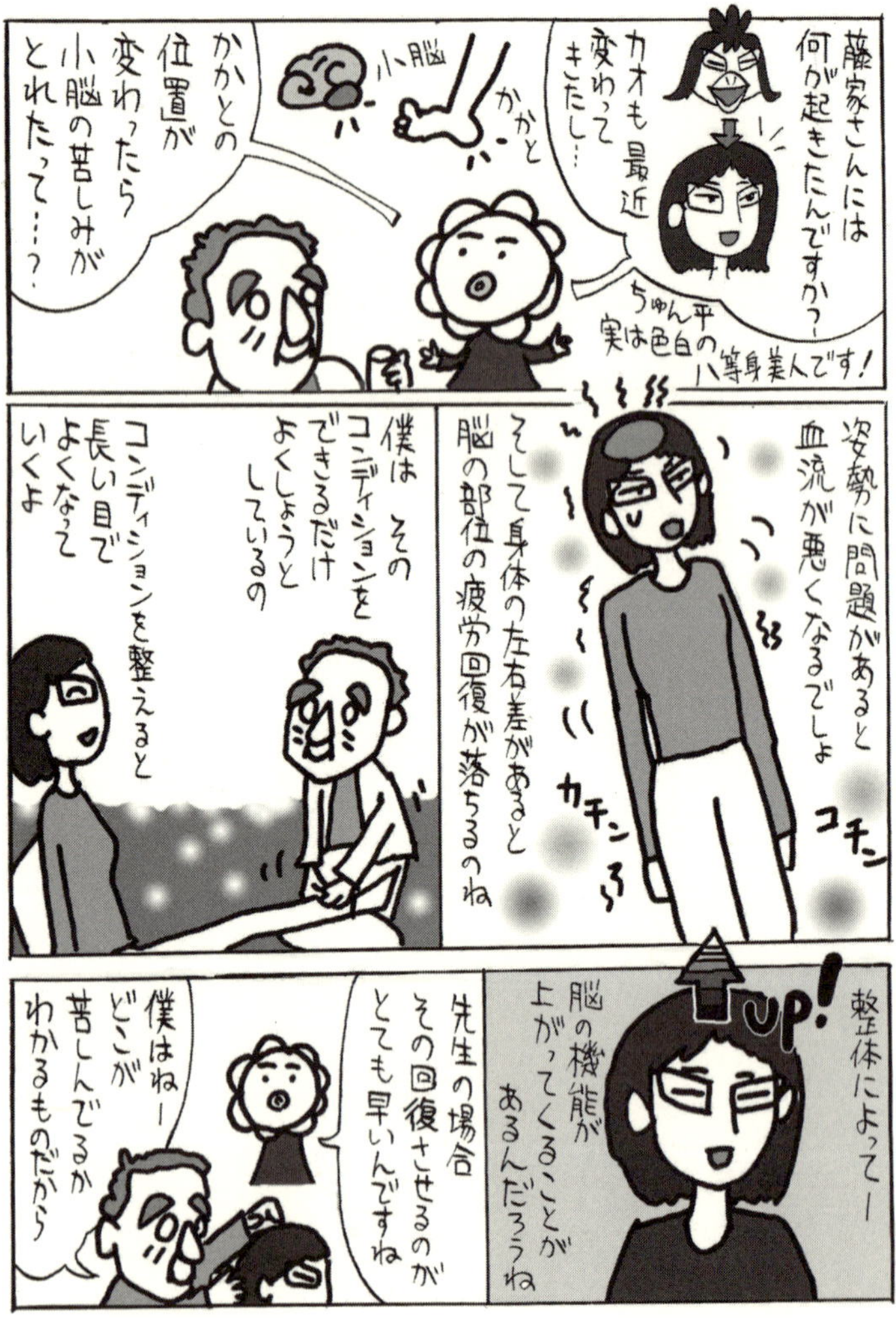
藤家さんには何が起きたんですか？
カオも最近変わってきたし…
ちゅん平 実は色白の八等身美人です！
かかと
小脳
かかとの位置が変わったら小脳の苦しみがとれたって…？
姿勢に問題があると血流が悪くなるでしょ
そして身体の左右差があると脳の部位の疲労回復が落ちるのね
カチン
コチン
僕は そのコンディションをできるだけよくしょうとしているの
コンディションを整えると長い目でよくなっていくよ
整体によってー
UP！
脳の機能が上がってくることがあるんだろうね
先生の場合その回復させるのがとても早いんですね
僕はねーどこが苦しんでるかわかるものだから

私、いつもねじれている自分を感じていたんです。ものもいつも傾いて見えて。そして、歩くとかかとのところがごつごつしていたんです。

それは重心がゆがんでいるからですね。今治療して、まだゆがんでいるけれど、半分くらいはとれた。

今日は大雑把に治したから、今、バレエストレッチみたいのされると効果があるかもしれません。でも頑張ってされることないですよ。よければ身体が「ああ、これはもう少ししたい」と思うものです。身体が思わないのに頑張ってやるのはあほです。効果ないです。

先生、今のは物理的な変化が起こったんですか？

はいそうです。骨の位置がほんの少し変わったんです。

整体に近いことをされたんですか？

整体です。そうすると、この脳幹のところに、変なプレッシャーがかからなくなるから、脳幹の自然治癒力が動き出すんです。脳がなんとかよくなろう、成長しようとしているのへいい環境作りをしたんです。

みんなは外の環境を整えようとするでしょう。僕は身体という脳の外の環境を整えてあげれば成長の助けになるんじゃないかと、まあ祈りながらやっているんです。人を見ると、どこが苦しんでいるかがわかるもんですから。

治療しながら診断つけりゃいいんだよ

それがわからないと、一生懸命ＤＳＭを参照するということですか？

そうそう。面白いよね、ＤＳＭの診断って。マンガみたいなことがある。
　この前、自分でアスペルガーのような気がするという人が来て、大学病院に行ったんだけど、残念ながら基準にちょっと足りませんからアスペルガーじゃありませんと大学病院で言われたというんだ。

　わはははは

入試みたいですね。

アスペルガーって診断されるには資格がちょっと足りなかったとか。

すれすれだったとか。

こんな話もあった。ある患者さんが大学病院行って診断受けて僕のところに来たの。そうしたらね、あなたのこの幻聴は、典型的な統合失調症の幻聴だ。でも基準によるとこの幻聴が六ヶ月続いたら統合失調症だと。

　わはははは。

でもあなたはまだ三ヶ月しか続いていないから。

わはははは。あと三ヶ月待たないといけないのか。でもたしかにそうですよね。診断基準をデジタルに解釈すると、そうなっちゃいますよね。

治療しながら診断つけりゃいいのに。

なるほど。

検証の先を行く治療

先生は中枢神経に限らずすべての臓器が苦しんでいるところがわかるんですか。

たいていわかりますね。苦しんでいるところは気がよどんでいます。脳梗塞はＣＴよりも先にわかりますね。あ、ここ苦しんでいるよ、とわかるんだけど、一ヶ月くらいして症状が出ますね。まだ臓器が苦しんでいるだけの状態からわかるんでしょうね。器質的な変化が起きる前から。それで僕は病気がわかるのかなと思って観察していたらこういうことがわかりました。脳梗塞で脳のどこかが脱落しますね。そうするとしばらくすると僕が見ても何も見えなくなるんですよ。生体が戦うことをしなくなったら、見えないんですね。それで気がついて、透析を受けている人の腎臓を見たけど、何も見えないです、腎臓が。戦うことをやめちゃったところには気のよどみは見えないです。

先生が「生体が苦しんでいるところが見える」っていうのを、どうやって本にしていいか悩みます。でも私は、信じられるんです。私たちの仕事だと、そういう感覚的なものって別に否定されないんですよ。医学と違って、検証も迫られない。結果だけが問われるんです。

それに検証を大事にする領域でお仕事されている岩永先生だって、中田大地君（『ぼく、アスペルガーかもしれない。』著者）がかけっこしている写真を一枚見て「正中線を越えた動きができない」と指摘されたし、イラストレーターの小暮さんは画家だから目がいいらしく、升席から見てお相撲さんの身長・体重をぴたりと当てます。どの角度から見てもぴたりと当たるんです。自分の周囲の人を見ていても、自分の分野に関してはカンが働く人が多いですし。

そしてそういう、周囲から「カン」に見えるものって、実は本人の中に積み重なった経験値から生まれてきているのではないかと思うんです。神田橋先生の場合には、それが桁外れに多いのではないでしょうか。

でも科学者って、そういうカンみたいなもので出した結果をいったん留保しなきゃいけないお仕事なんでしょうね。そうじゃなきゃ科学的な正しさは担保されにくいでしょうし。

だから先生の今の治療を信じてもらえない人はいるでしょうが、診断に行っても絶望しか返ってこないみたいな状況がありますよね。それは歯がゆいです、見ていて。

神田橋処方

私は神田橋先生の薬物治療が臨床で有効だということは信じられるんですね。それは先生のこれまでの臨床研究者としてのバックグラウンドがあるからです。先生は元々長年九大病院で仕事されてきて、研究の視点も持っていらっしゃると思います。ただ二、三例に効いたから効果があるというのではなく、多くの患者さんへの治療を通して、実験的検証に近いことを頭の中でやってらっしゃると思うんです。だから先生の使う薬についても、まだ検証がされていないものでも、すでに先生の中では効果検証が統計解析に近いかたちでされていると思えます。

今度杉山先生のところで僕の処方を検証するらしい。

神田橋先生は今ＥＢＭ（検証に基づいた医療・正規医療）でいいとされているものの先を行っていらっしゃると思うんですね。

僕はそう思います、七味唐辛子が自閉症に効くか効かないかなんていう研究はされないです。誰かが効きそうだって言ったから研究するんでしょ。僕はその「誰か」という役をしようと思っているの。

杉山先生のところで検証されるって、フラッシュバックに効くというあの戒名みたいな長い名前のお薬のことですか？　杉山先生がそだちの科学（13号）に「フラッシュバックに有効な薬物治療は、筆者の経験では、桂皮加芍薬湯と四物湯という、いわゆる神田橋処方以外に見あたらない」と書いていらっしゃいましたが。

私の地元の千葉でも神田橋処方が使われています。

私は北海道で著効を上げたとおっしゃっていたお医者様にお会いしたことがあります。知的障害のある自閉症のお子さんが頭を壁にぶつけるのが治まるとか。

自閉症児が自分の頭をぶつけたりするのは、全部フラッシュバックのようです。きっと頭の中が苦しいんですよ。自閉症の小さい子は、苦しさを説明できない。でもフラッシュバックの漢方を処方すると、他の症状は消えなくても、頭ぶつけるのだけは消える、もしくは著しく減ります。（編注：神田橋処方については「臨床精神医学」36「ＰＴＳＤの治療」を参照）

フラッシュバックのメカニズムを私は知りませんが、とにかく自閉症のお子さんが頭をぶつけなくなったらＱＯＬがぐっと上がると思います。「頭ぼかぼか叩くのが治まるんですって」って地元の支援者に話したら、どこに行けば処方されるのかというので、同県内にいらっしゃる先生の共著者の広瀬宏之先生のところを勝手に推薦してしまいました（広瀬先生、すみません）。広瀬先生はご著書の中でも小児への処方もしていらっしゃって効果があると書いていらっしゃいましたし、やはり親御さんたちは精神病のお薬を小さいお子さんにのませるよりは漢方のほうが抵抗がないそうです。

航空関係者なんかにもね、精神科のお薬はのめなくても漢方薬ならのめるので喜ばれていますよ。飛行機操縦しながら精神科のお薬のむわけにいかんでしょ。そんなとき漢方はいいんだね。

あと最近僕がわかってきたのは、発達障害の人はなるべく精神科のお薬を多量にはのまないほうがいいということです。脳の発達を妨げるみたい。治るというのがどういうことかわからんけど、僕のところに来る患者さんはだんだん精神病の薬が減っていくね。それが治るっていうことかね。まあ変人のままだけど。

別に変人のままでいいわけですよね。

ふつうの人間を目指さなくてもいいよね。

脳が発達してきた人

先生、私のフラッシュバックは強いですか？

まったくないわけではないけれども、軽いですね。

はい。だいぶ上書きできました。

今、上書きっておっしゃったね。

えっと、これまでは同級生の女子というキーワードで引っかかっていました。学年の女子全員からいじめられているような記憶があったんです。でも、お世話になっていたNPO法人でカウンセリングに当たってくださったのが、たまたま同級生の女の子だったんですね。それで、いろんなところに講演に一緒に行ったり、カウンセリングを受けたり食事に行ったりして、一人でも一緒に楽しい時間を過ごせる人ができたんです。そうしたら、もうみんなを怖がる必要はないんだ、一人でも心を割って話せる人がいたんだということがじわじわと理解できて、そこでフラッシュバックがぐっと減りました。

それは記憶にもう一つ別の記憶を上書きしたんですね。ああなるほど。上書きというメカニズムには、僕は気がつかなかったな。どうもありがとう。本当に患者さんご本人から教えられることが多いの。

フラッシュバックが軽くなったっていうことは、やっぱりちゅん平さんの状態は良くなっているわけだ。一次障害か二次障害か私は知らないけど。でも色々なことスルーできるようになってきたもんね。

スルーする力が伸びるなんていうのは、明らかに脳の発達なんだ。スルーするための方策、対処行動なんてないでしょ。

そうですか。私はニキ（・リンコ）さんがよくスルーするようになったのを見て老化現象かと思っていました。

そうじゃないですよ〜。

スルーするのは本質的改善だ。言い換えると、一次障害の改善だと僕は思う。かなり本質です。

じゃあやっぱり治るんじゃないですか。

フラッシュバックでもなんでも、とにかく治しやすいところから治せばいいんだ。行動療法治療の名人、山上敏子先生もそう言っている。

なるほど。

治しやすそうなところが少しよくなると、全体の心身の能力が上がるから、また次が治しやすくなるでしょ。山上さんは日本の行動療法の第一人者なんだけど、もう今では「ただの治療だ」とおっしゃっている。治療を一生懸命やる人は最終的にはそうなるんですよ。

でも治らないんだって信じて育った専門家の方は治そうとしないでしょ、そもそも。専門家にその気がなければ何も起きないじゃないですか。

何も起きないね。こういうのはどうだろう。「治らないという考え方は治りませんか」

わはははは。

治しやすいところから治す

治しやすいところから治すという考え方には賛同します。結構自閉症の人を見ていると、その人を苦しめている問題にはつながりがあると思えるんです。感覚の問題と社会性の問題とか。その中で一番その人が変えることに抵抗がない部分、こちらから見て変わりやすい部分に対処していくと、触りにくい部分も変わっていくことがあります。感覚の過敏という問題一つ取り上げても、変わりやすい感覚過敏と変わりにくい感覚過敏があります。そしてひとりの人が変わりやすい感覚過敏と変わりにくい感覚過敏を同時に持ち合わせているんですけど、変わりやすいほうを変えていくと変わりにくいほうも変わっていくことがあるんです。

ほう。その変わりやすい変わりにくいというのは何か指標がありますか？　それとも感じるのですか？

そうですね。経験を積んでくるとぱっと見でわかるようになる部分はありますが。

味わいですかね。

なんでしょう。

僕は治りやすい治りにくいというのは感触でわかります。で、その感触はなんだろう、と思うと、その症状の「ゆらぎ」だと思うんです。ゆらぐものは、動きやすいんじゃないかと思うんです。で、ゆらぎを見ていると、その状況の中に、ゆらがないもの、すなわち芯が見えてきます。そういう風にして、すべての症状を見るんです。

僕自身はぱっと見てわかるんだけど、教えるときには「ゆらぎ」という言い方をします。

それと、病的な症状というのは本来その人の中にないものですよね。だけど、ないものが出てくると言ったって、全くないものが出てくるわけじゃなくて、基礎があるから出てくるわけです。今まで表現の場・発言の場を与えられることのなかった能力の片鱗がそこにあるわけです。だからたとえば、暴力を振るう人には布団を丸めて殴ってもらう。殴った瞬間本人の表情とか動きの中に、何かリラクゼーションとか充実感とかが出るかどうかを見るんですね。そして本人に「なんかすっとするの？」とか訊くんです。すっとするとなると、あなたが暴力を奮っているのは、これはへたくそな治療法なんだね。治療にはなっているけど周りに悪いことになって跳ね返りがくるから、お父さんの使わなくなったネクタイをもってきて布団縛って、たとえば親父に腹が立つならこの親父のバカとか言いながら殴るだけで妥協できんかね、とか持ちかけてみるの。で、それが有効だとすると、どこかでこの人の筋肉活動が貶められたり、禁止されたりした歴史があるはずなんです。たいていの場合は「外でばっかり遊ばんで、毎日一時間は勉強しなさい」とか言われてきたはずです。それで筋肉活動を復活させると、問題行動はなくなります。一番悪いときの症状の中に、本人の可能性を見出すことができます。

たとえば仕事での人間関係に疲れて、閉じこもっているとする。でも「いい加減働きにいけばいいのに」という家族の目も気になる。そういうときには一日一時間とか決めて、家族と取り決めをして、閉じこもればいいんです。そうするとそれが、「閉じこもるという健康法」になるんです。症状の中に、治ろうとする力が秘められています。

症状を、ポジティブな意味づけにすればいいんですね。

そうです。

今の先生のご意見には賛同します。内なる叫びというのはほとんどの人がそれに気づかず表面の行動ばかり見てしまい、とらえきれていませんが。

先生のご本の随所に出てくる「問題行動の中にその人の強みがある」っていう考え方ね、それとても好きです。好きって言ったら変だけど。

症状の中に潜んでいる能力を活用するの。引きこもる人は孤独に耐える能力があると考えればいい。

じゃあ、怒りっぽい私には怒る能力があるんだ。

正義の怒りとかにつながるでしょ。

そうですよ。で、その正義の怒り視点から見ると、発達障害の一次障害は生まれつきだから治せなくて、二次障害に手の施しようがないというのなら、発達障害専門医ってなんのために必要なのかわからないです。だったらいらないじゃないですか。医者なら治してほしいです。せめて二次障害は。

二次障害ということは生まれつきじゃないわけだから、二次障害くらいは治せますということにならないとねえ。

なんでも社会のせい？

というのが医療の外にいる者の率直な見方です。しかも治せないだけじゃなくて、なんでもかんでも社会のせいにしたりする専門家もいるし。いじめる社会が悪いから、自分たちの責任じゃないみたいな言い方をして放置するだけで何もしない。

でも私、二次障害を社会のせいだと思ったことないですよ。

本人たちは、社会のせいだと思っている人と思っていない人がいるけど、なんか社会のせいにする人が多いの。

専門家がね。

先生もここに書いていらっしゃいますね。犯罪の問題に関して。「最近のいろいろな青少年の事件のなかで理解困難な内容のものが何例かありますね。たぶん発達障害です。誰も言わないけれど、どこかで誰かが言わなくてはいけない。社会に原因を押し付ける今までの考え方ではこの事態は解決しない、もう少し個々のケースを精密によく検討して、その子の育ってきた心の軌跡をみなければいけないとかは言っているけれど、喉元まで出かかっているけど言わないというのが透けて見える気がする。事実をちゃんと認めないと、どうしようもない」（療育技法マニュアル　第18集「発達障害とのかかわり」小児療育相談センター発行）

社会のせいならこの社会で生きておって、犯罪を犯さない発達障害者は異常だっていうことになるわな。

私、異常なんだ。

そういうこと思えば、社会に原因を求めるのでは話にならん。悪いことすることは悪いの。

でも、発達障害は治療できない、って頭から決めてしまって、で、何か問題行動を起こす人がいると「社会のせいだ。いじめるから悪いのだ」っていうことしか言わない人たちすごく多いです。ところが私は、私自身に被害を与えた相手と今に至るまで一面識もないのです。ただふつうに社会生活を営んでいたらとんでもないいちゃもんつけられただけ。誰かが彼をいじめたかもしれないけど、私はいじめてないです。

その「いじめたかも」という理屈は正しいんですよ。フラッシュバックですからね。

だから一連の中に取り込まれてしまうんですよ。過去にいじめたり傷つけたりした人の。そして今目の前の対象にそれを全部ぶつけるわけ。目の前の人で今までの恨みを全部晴らそうとするわけ。それが浅見さんだったんだな。

ははあ。

じゃあフラッシュバックって、本人も苦しいかもしれないけど、他人にも迷惑をかけるんですね。専門家が二次障害にきちんと取り組んでくれるかどうかは、社会問題なんですね。それに、もちろんご本人の中にも「よくなりたい」という意欲が湧いてくるような環境がないと、いくらお医者様が頑張ったってだめでしょうね。だとしたら「生まれつきで絶対に治らない」とか言い切っていいんでしょうか？　だって、現実によくなっている人いるんだもの。

それでは先生、次の章では、まず二次障害の問題について教えていただきたいです。

はい。まずは治しやすいところからいかないとね。

〈第二章〉

せめて治そう！　二次障害

で、先生、おさらいですけど、一次障害っていうのはたとえば生まれつき足が短いことで、それによって生活がしづらくていらいらするのが二次障害ですね？

義足で歩けるようになるなら、歩きづらいのも二次障害ですよね。発達障害があって、それで社会生活を営んでいると無理がきて、脳がくたびれてきて、それが脳の器質的な変化をもたらすようですね。

それで、藤家さんはかつて二次障害のデパートみたいな人だったんですけど。身体の脆弱さも合わさって。それがもう、違う生き物になったみたいに元気になったので、藤家さん、ぜひ先生にその経過をお話してください。

解離性障害

私は症状が一番ひどかったときに、解離性人格障害になってしまったんですよ。で、解離を統合するのはものすごく辛かったです。

僕は解離を統合する治療には反対なんです。

解離というのはね、もっとも苦しいときに、人間という特別な脳を持った生物が使える最高の方法です。天草で温泉で逆さづりにされたキリスト者たちはみんな解離を使って耐えたんでしょう。解離がなかったら耐えられなかったでしょう。だから解離はそういうときに使うんです。解離性人格障害は、治そうとしてはいけないんです。ただ、解離性人格障害が薄れてくれれば、ああ、ずいぶん脳がラクになったんだな、という指標としては使えます。治療のターゲットにしてはいけません。

それぞれの人格に対してはどう対応したらいいんですか？　周囲の人もそれぞれの人格に合わせる対応をしたほうがいいんですか？

それで、健康になったらひとりに戻るんですか？

本来人間はこの社会で生きるために、多重人格を使い分けて生きていますね。

たしかに。

そしてその使い分けた人格がそれぞれ、たがいがやっていることを知っているわけです。こっちの人格がやっていることをこっちが知っている、それがふつうの人です。

なるほど。

その間が切れてしまっている。だからこっちの人格が別の人格に波及しない。それが解離性人格障害です。という説明を患者さんにはしています。

なるほど。

だから他の人格がやっていることがわかるようになればいいんです。それが一番いいんです。

それはふつうの人の状態に近いですよね。

そうです。そういう風に僕は自分の中で考えています。あるときね、多重人格の人の治療中にある人格が出てきてね「先生、もし病気が治ったら私は消えるのでしょうか？」って訊くの。

ああああ。かわいそう。

そうでしょ。かわいそうだと思ったね。「消えますよ」とかよう言わんわな。それで「何かゆえあって必要があって生まれてきたものが消えることは絶対ありません」と僕はそのとき言い切ったから、自分の考えをその発言に合わせて治療することにしました。

今ももう一人の私の存在が、まったくなくなったかって言われればそうじゃないんですよ。どこかにもう一人の自分がいたんだなあというのはあって、怒っているときには彼女だったことをすごく思い出すんです。

怒る人だったんだね。

はい。で、自分で強くなったなあと思うときには、彼女が、自分の中に溶け込んでいるんだなあと感じます。

でも今先生がおっしゃったとおり、私たちだって多重人格を生きているようなものだから。

もう一人の私は自分とかけ離れた自分ではなくて、どちらかというと自分を守ってくれる人でした。私はそれに頼りきりだったから、周囲から見ると人が変わったように見えたかもしれないです。でも私は守ってもらっているような感覚だったので、どうにかここにいてくれないかな、と思っていました。それで、自分の中に入っていって、とお願いしながら、なんだかぶつぶつ独り言を言いながらもう一人の自分としゃべっていました。あなたを消したいわけじゃないんだよ、って言ったりしていましたね。もう一人の自分に、逆に憧れていた部分もあったので、統合というより、わりとすんなり溶け込めた感じです。

じゃあちゅん平さんは前より強くなったの？

はい。すごく強くなったと思います。前は本当に赤ちゃんみたいで、怖いことがあったら反応として涙しか出てこなかったんですよ。でも今は、すごくショックなことがあったときに、耐えられる自分がいて、なんていうか、身体がじかに反応しなくなったっていうか。

言葉になるのね。

はい。うまくガードできているというか。

われわれの心理療法は、言葉を付与することによって、一種の解離の地を作るんです。その地で言葉を駆使している心の部分は、病気の世界から解離するんです。つまり、病気の世界から切り離された人格部分を作るのがわれわれの言語を使った心理療法だと思うの。

人はひとりひとり独自の身体と感情を持っています。そこに病気の世界があります。身体や感情に言葉を付与することによって、そしてそのフィーリングとしての言葉を誰かと共有することによって、心の部分は病気の世界から解離するんです。心って言葉以前の身体とか感情とかそのあたりが本質なわけですね。

そっちのほうが本物。言葉の世界は作り物・道具だね。

過去の症状の中にある脳の素質

解離性障害のとき、藤家さんは、中で二人で対話したんでしょ。それがもう、最高にいいと思うんだよな

はい。本にも書いたんですけど、頭の中で、円卓で向き合っていて、本当に立場が同等だったというか。元々同じ目的に向かっていたんです。でも、反対方向に歩いていっちゃったっていう感じだったので。

僕はいつも、われわれのカウンセリングのあるべき姿は、本人の内側の自分対自分の話し合いを邪魔しないで、その報告を聞いて応援したり、ときどきは邪魔しない範囲でちょっかい出したり、サッカーのサポーターのようなカウンセラーがいいなあと思うんで

す。

私の先生も、片方の私だけ相手にするのではなく、何か言ったら両方ともに「それはこういうことなの？」と訊いてくださるような先生だったので、邪魔をされているという感じがしませんでした。

そうだったのね。一人でやっていると、頼りなくなってくるのね。そのときに「ほお～」と場を作って、治療者が見守ってくれていると、安心するのね。

神田橋先生の陪席をさせていただくと、先生はほとんどそのようなかたちで治療されています。

見守っている感じですか。

一緒に温かい雰囲気を創ってくれているというか。

ふーーーん。

精神科医は過去を蒸し返すよね。もう済んだことをどうしてそんなに蒸し返すか、僕はそれを長いこと考えたんだけどね、全部の記憶が今ここに出てきているわけじゃないから、本人が思い出せる過去というのは、現在にその記憶が生きている過去だ、つまり現在の一部だという考え方があるんです。これを僕は大事にしています。

　そしてもう一つはね、いじめられた過去がある、と。そのいじめられた時期をその子はどうやって生き延びてきたか、その生き延びた方法は誰かが教えてくれたわけでもなく、自然発生的に出てきたものだから、それを今も使えるんじゃないか、あるんだから、という考え方もします。

ははあ。

それは誰かから教唆されたわけでもなしに、出てきたものでしょ。たとえば藤家さんの自己対話、それは誰かが「こういう風にしたらいいよ」と教えてくれたものではないでしょ。

ないです。

自然にできたんだ。そうするとそれは本人がクリエイトしたものであるし、クリエイトするについては本人の脳の特性がそこに現れているから、今後もこいつは使える。死ぬまで使える、この技術は。このやり方は、このスキルは。

はい。

そうすると藤家さんは自己内対話というもので色々なことを解決していくという脳を素質的に持っているんだ。自然に苦しいときをなんとかそれでしのいできたその過去の中に、未来に向けて役に立つ資質が現れているはずなんだ。

ははあ。

これはもう、ほとんど僕の信仰です。

症状の中にあるものが、本人の能力であって、力であるわけですね。

生み出されたものですね。誰かが強制的に教えたものじゃない。自分の中でまとまってきて、創作されたものであり、それが創作されるだけの資質があったんだね。

それは精神の自然治癒力みたいなものですか。

そうですね。自然治癒力です。

そして、最終的にはその人の脳のシナプス結合でどういう情報が生かされやすいかは、一人一人の脳の構造によるんだね。そこはすでにチャンネルがつながっているわけです。そして、それに付随したシナプスが成長していくはずです。

さっきも言ったけど、今、脳の可塑性はあるということがわかってきているでしょう。うれしいですね。今、すでにある能力からシナプスがつながっていくということがわかってきたのは。

それが「発達する」ということなんですね。障害されている様相も千差万別なら、発達も千差万別なんですね。そして藤家さんは「自己内対話」で成長していく人なんだ。

ちょっと死んでみる

私、「かもしれない病」っていうのがあるんです。悪いこともたくさん考えてしまうんですけど、未来を思い描くときも「かもしれない」って考えていました。

そう言えばそうだねえ。

「かもしれないかもしれない」ということを、ポジティブな意味合いに持つということも、あなたはご自分で考えたの？

はい。いつも、もう治らないかもしれないとか、この先、友だちもできることなく一人でさびしく死んでいくのかもしれないとか思っていたこともありました。でも、私、すごくささいなことですけど、スピッツっていうバンドが好きなんですね。それで、そのスピッツがライブで佐賀に来るかもしれないとか、行けるかもしれないとか考え始めて。あれ、これって同じ「かもしれない」を使っているな。なんだかポジティブに考えることもできるんだ、って気がついて……。

どうしてそこがポジティブに考えられるようになるのかな……いろんなことが変われば変わるのかな……。僕は「精神科養生のコツ」(岩崎学術出版社)の中に「ちょっと死んでみる」という養生法を書いたんだけど、あれのヒントはね、自殺を決意した人が明るくなる、というよく知られている現象だったんです。で、自殺というのはどこか治療的な意味合いがあるんだと思ったの。それで「ちょっと死んでみる」方法を提唱したの。そうしたら、ヨーガに死のポーズというのがあるのを知って。ヨーガはたいてい最後に死体のポーズをして終わるんですね。それで安らいで終わる、と。それであれを思いついて、患者さんにしてもらったら具合のいい人多くてね。

完全に脱力するんですよね？　その身体的な動きが患者さんにいい影響を与えるんでしょうか？

そうでしょうね。

私はよく、お風呂の中で死んだごっこをしていました。

ははあ。

だらーんと入って、上向いて髪の毛までお風呂につけてだらーんとするんです。

ああ、いいですよね。

死体のポーズをすることでポジティブになれるって、どういうことでしょう。

リラクゼーションですね。

先生のご本に、ぱーっとパニックになって叫ぶ人は、大声を出して転換するのがいいと書いてありましたね。私も歌って無駄なエネルギーを表に出して対処していたことがありました。

うんうん。あれはね、無駄なエネルギー出すというふうに僕は最初考えていたの。今ではそうではなくて、身体の気の流れを整えるんだと思うようになってきました。だから大声出す人は気を身体全体から発声していて、カンツォーネなんか歌うと（先生朗々と歌い出す）気が通るでしょう。僕は患者さんと話すとき、どのように話し方をすると癒しにつながるか気をつけてきたから。

抑揚とかものすごく気持ちがいい抑揚があったりします。

神田橋先生は患者さんを診察室に呼ばれるときにすごくいい声を出されます。

はは。あれはね、病院の廊下を共鳴具にするように声を出しているの。

私はやはり声の質とかにも敏感で、発達障害なのでイメージでとらえるので、診察室の番号とかにもイメージがくっついているし、呼んでもらう声とかで気分が違ったりします。私はちょっと6が苦手なんです。今まで23番だった診察室が16番になってちょっとゆううつになりました。

それは視覚情報としてですか、聴覚の情報としてですか。

あ、やっぱり視覚のほうが多いです。

あと勝手なイメージがあって、私は3日生まれなので23番がいいんです。で、色で言うと群青色を白で薄めたようなきれいな青の色なんです。でも16番って言うと16番、って音が下がるし、なんかサトイモをぐるぐるに巻いた感じの色で。

わはははは。

サトイモ部屋なんだ、とか思って。

中井久夫先生もそうですね。

数字や色とものがつながっているんですか。

はい。

虐待と解離性障害

先生、解離性障害の話に戻っていいですか？

杉山（登志郎）先生は定型発達の人の解離性障害を診ていると過去に虐待があったケースが多いと書いていらっしゃいます。でもアスペルガーや高機能自閉症の人たちが解離性障害を起こしているというケースを見て、生育歴をたどってみるとなかなか虐待が見つからないことがあると書いておられます。環境から虐待を受けていなくても自分の中でその虐待を受けたような脳内の反応を引き起こすということはないでしょうか。

うーんとね。発達の初期に虐待を受けると発達が障害されてそれはほとんど脳のダメージになるんじゃないかと思います。それが杉山先生のおっしゃっている「第四の発達障害」なのでしょう。それについては賛否があったんですが、だんだん認められるようになってきていますね。

でもね、僕が杉山先生を非常に尊敬するのは、そういう概念を出した理由です。そういうものがあるかないかではなくて、虐待がある・ないで違いがあるならば、虐待を受けた人に安心できる環境提供をすることで、とてもよくなる、治療的に役に立つということであの概念を最初に提出されたことが素晴らしいと思いました。そして、だんだんだんだん、脳に障害があるというエビデンスがよそから出てくるようになりましたね。それで杉山先生の提案した概念が定着してきましたね。

僕は何人か小児期の虐待によって起こったアスペルガー様の人は診ていますけど、ちょっと違いますね。簡単に言うと、コミュニケーションのレベル「だけ」で認知機能が悪いですね。

はあ。

だからちょっと関係妄想みたいになっていたり。たとえば「私はどこどこに行ったんです」と言うから「あそうなの」と言ったら「疑うんですか？」とか。

はあああ。

そうなの、っていうのが疑問文だと思っているんですね。虐待の人は、ほとんどその部分だけです。関係の中における被害的な虐待の後遺症ですね。相手が自分に対して何かよからぬかかわりをするのではないかという部分に限って奇異な反応が出てきます。

はあああ。

それはアスペルガーの傾向があって虐待を受けたのではなくて、定型発達をする可能性があって、でも虐待を受けたのでアスペルガー様になったのですか？

そのようですね。他の点は認知もしっかりしている。でも悪意を持って接しられたかもというところだけで反応する。

そしてパニックを起こすんですね。そしてなんにもできなくなってしまう。幼いとき虐待があったときの反応とそっくりですね。それ以外の場面ではあまりそういうところがないですね。だけどその人も診始めたころはもっと症状がありましたよ。でもそういうものがだんだんよくなってきたんだ。でも、職場がつらいよね。誰かが何か言うとワーッと反応してしまうからね。

先ほども言いましたけど、解離は非常に高度な、人間特有の生き延びる術です。だから虐待が根底にある解離はビューティフルです。

それは見事な技っていう意味のビューティフルですか？

人格が。きれいに分かれています。でも生来の発達障害の人が苦しい中で創作した解離の人格は、それほど美しく分かれません。

へえええ。

きれいな多重人格になりません。だからケースレポートになるような美しい解離は発達障害じゃないです。それは脳の豊かな機能があって、相当強い、逃げ出したくなるような恐怖が与えられて、他罰的に防御する方法ももたず、逃げることもできず、という極限状況で脳が作り出した世界です。

じゃあ虐待による解離性障害と発達障害の人の解離性障害は構成的に似ていても質が違うということですか？

そうです。だけど治療手法は両方とも「治そうとしない」ことです。治そうとしないけれども脳が楽になった指標としては使えます。治そうとしないのは、解熱剤を使うと、感染症がどの程度よくなったかよくならなかったかわからないからしないのと同じです。

気分障害

発達障害の人には色々な気分障害が起きますが、それは定型発達の人に気分障害が起きるときのメカニズムと違うんですか？

それがわかっていないねえ。自分でも生きにくさを早くから自覚し、自分はＡＤＨＤだと考え、そういう人を支えたいと思って医者になった先生がいるけど、この方は、ほとんどの双極性障害は発達障害じゃないかと言っていました。僕は、そうかなあと思うけど。双極性障害の遺伝子を持った人に発達障害がある場合、まずまちがいなく発症するね。だから双極性障害の人の中には相当高率に発達障害の人がいると考えています。

この前、日本の高名な児童精神科医の先生方と一緒に集まる場があって、発達の問題を持たない精神疾患の方がどれくらいいるんだろうかという話題が出たんですが。

それが難しいんだ。発達という概念の導入によって、精神科の疾病学の体系がひっくり返るかもという先生もいる。でも、僕は、あなたも私も発達障害。みんなみんな発達障害って言って回っている。発達障害をまったく持たない人がいるとは思いません。
　発達障害と個性の間にはずっと連続性がある。晩熟とか、大器晩成と言われているものは全部、発達障害の発達像なんだと。僕はそう確信しているの。

発達障害の人の気分障害の治療

また別の質問させていただいてよろしいですか？　アスペルガーとか高機能自閉症の方が、成人期になると不安障害や気分障害を持ちやすいというデータが出ています。逆に気分障害や不安障害と診断がつく人の中で、発達障害の人はどれくらいいるんでしょうか。そのデータがどうしても見つかりません。

それはこういう風に問うといいです。気分障害とか不安障害の治療に、発達障害の観点を導入することによって治療がうまくいくであろう人が何パーセントくらいいるでしょうか、と。そして発達障害の特性を本人が自覚することによって、自分が気分障害や不安障害になったいきさつを理解できて、そこから道が開ける人が何パーセントくらいいるでしょうか、とね。そうするとそれは治療者のテクニックのレベルまでひきよせることができるんです。大事なのは統計じゃないんです。

そのテクニックは難しいですよね？　信頼関係がないと……。

いやいや。こういう発達の障害があるとこういう特性があってそうなるとこういう状態になりやすいね、と二人で合意できるストーリーを作れるかどうかですよ。

はあ。

作れたらその合意でできたストーリーが正しいかどうかなんて全然関係ない。それがどういう道を先に開くか、それが大事なんです。正しさより有用性。

なるほど。

双極性障害とうつを間違えるととても大変

あとですね先生、先生の講演録（「臨床精神医学」３４（４）４７１－４８６　二〇〇五　双極性障害の診断と治療）を読ませていただいたんですが、双極性障害とうつって違うもので、うつの人を双極性障害と誤診して治療すると大変なことになると書いてあり、びっくりしました。

　というのは発達障害の人で、うつを二次障害として持っていて、その治療を一生懸命やっても効果が上がらないとか、むしろなんだか悪くなっている人とか、いるような気がして……。

僕が双極性障害と診断するのは、「双極性障害と診断して治療を行うともっとも患者さんの利益が多いな」と思われるときです。というのは、ＤＳＭの基準で正しく診断されて、もうほとんど今のイラクみたいなめちゃくちゃな状況になっている患者さんが多いからね。患者さんが自然治癒を求めてする行動、つまりリストカットとかが、医者の側から見ると自爆テロ扱いになっていたり。

うつと双極性障害の患者さんは、どう違うんですか？

うつの患者さんには「意志が強い人しかうつ病になれないのよ」と言うことにしています。どうしてかというと、意志が強い人しか頑張れないからです。意志が弱い人は、うつ病が完成するほどに脳を酷使することができません。だから患者さんには「うつになる能力があったね」と言います。

私、うつになる能力なさそうです。

あなたのように居直っている人は健康なのよ。僕はそれを居直り能力と呼んでいる。

河合先生は居直り指数と呼んでいたね。

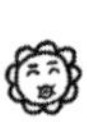うつ病になる人は脳をちゃんと酷使できる人だということはわかりました。じゃあ双極性障害になる人は？

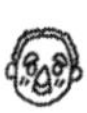もともと気分屋の人だね。ふわふわ生きて、色々やるようにできている人。波がもともとある人。そういう人が狭いところに閉じ込められると、もともとある波が大きくなってきて、それが生活に支障があるほどになると病気になる。

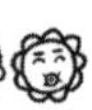あ、そっちは私にもなれそうだ。

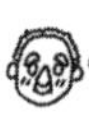双極性障害の人の精神療法のコツはね、これを本人に言うことなんです。「気分屋的に生きれば、気分は安定する」って。小さな気分屋的生活は大きな波を予防します。こういう体質の人はね、もう中学高校のころに好調の時期、不調の時期ができています。だからそういう時期がありませんでしたか？　と訊きます。僕はね、これを躁うつ体質と呼んでいるんだけど、この体質を基盤にして色々な症状が現れます、パラノイア、強迫、非行、家庭内暴力、不登校、過食、食べ吐き、リストカットもね。

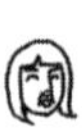そこで先生は気分安定化薬を出されますね。

医療によってめちゃくちゃになる患者たち

バージン・ケースではね。でも悲惨なのは、双極性障害であるにもかかわらず、よそでうつ病とか神経症とか診断されて、精神科に行って、抗うつ剤や抗不安薬を投与されて一生懸命に治療されたケースです。本人もまじめに医者に信頼をフィードバックするもんだから医者も一生懸命治療して、熱心な診療行為が行動療法的に強化されて、そうなるとわけがわからない状態になっていきます。そして、突発的に不安が起こるようになると、マイナートランキライザーが出されます。出されると、一年以内に手首を切るようになります。薬をがばっと飲んだり、あるいはモノを壊したりね。そうすると今度は人格障害という診断がつきます。人格障害の完成です。

ははあ。

それとこの体質の人たちには、内省精神療法も向きません。内省精神療法をやることは、双極性障害の人を境界例人格状態に作り上げるための一番の近道です。なぜなら双極性障害の人たちは、自分の内側をフィールすることはできても、それを言語化するのに向いていません。フィールしたらそれを行動に結びつけることがその人たちに合った生き方なんです。だから「そのときあなたは何をどう感じたのですか？」というような、自分の内側に目を向けることをさせると、だんだんおかしくなります。

で、こういう人は、人間関係の中で生きていく能力は、内省化して言語化が得意な人たちよりずっと優れています。商売人に向いています。人に対するサービスを提供する職業には向いています。内省をしなくても、人にサービスし、人がハッピーになることで自分もハッピーになるんです。これが双極性障害の人が健康になることのゴールです。

ははあ。

だからうつと双極性障害の見極めは大事なんです。双極性障害の人に内省をさせてはいかんのです。行動することでハッピーになります。

で、治るんですか？

薬はいらなくなる人は多いです。ただもって生まれた躁うつ体質はそれはずうっと持ち続けます。でも気分屋的に生きて、講演会に出てもつまんなかったら途中で帰ったり、そういう生活をすると波がだんだん小さくなっていきます。本質としては消えませんけど小さくなります。そうなると波が来ても「あ、また波がきとるね」ですむようになって、薬はいらなくなります。とにかく不自由感を感じない生活を心がければいいのです。

治療のゴール

先生のお話を聞かせていただいて、先生がそれぞれの人に対するゴールをすごく明確に持たれるんだろうなと思いました。私もまだ未熟なので、症例を前に、この人をどう導くべきなのかとか、こういうゴールに向かっていけばいいのかとか、まだはっきりわからないことがあります。

僕はもうバカの一つ覚えですよ。「保育園のころの自分に戻りましょう」と言うばかりです。

ははあ。

すごい悪がきに戻っちゃったらどうするんですか？

プリミティブな自分の内的な欲求に答えていこうということですか？

いや、そのときの自分というものを思い出して、その中で今使えるものを探しましょう、と。

ははあああ。

そこに今の状況を打破するヒントがあるんじゃないかなと思うの。

僕はあれがわかるんです。あなた畑が合うねとか。そうすると畑のあるところで育った人ですよ。そうしたら植物世話しましょうよ、せめてプランター買ってきてハーブでも植えようよとか。僕はね、つねに家から海が見えるところに育って、ロンドンに行って体調が悪いから霧ばっかりあるせいかと思っていて、あるとき旅行でスコットランドに行って海をみたらわーっと心が癒されて。

私（横浜出身）も港町では元気です。ここ長崎とか函館とか香港とかシンガポールとかバンクーバーとか。

私（長崎出身）もそうです。

それで家を建て替えるとき二階に風呂作った。ほとんど当たりますよ。

本当にあたるんです。

幼稚園のときの自分なんて……。

そのときの自分の中にあったもので今使われていない機能があるかどうか考えてみるの。

考えてみよう……。

それからもう一つは、一番病気が悪かったときにヒントがあるかもしれない。

窮鼠猫を噛むの窮鼠が発揮している部分ですね。

そうです。鵜は鵜のように、烏は烏のように生きれば健康です。これも全国で言って回っています。

フラッシュバック

あと、いつも藤家さんと話すんですけど、フラッシュバックって、経験したことのない者にはどういうものか実感としてつかめないんです。でも発達障害の方はフラッシュバックに苦しむ方って多いような感じなので、フラッシュバックがどういうものか教えてください。

フラッシュバックは思い出したくない記憶が何かのきっかけで突然噴出するように思い出される現象です。視覚像が多いですが、イメージを伴わない気分だけのフラッシュバックも多いのです。

フラッシュバックは帯状回が疲労困憊している状態だと僕は思っています。帯状回についてはどんどん新しい知見が出てきていますね。情動と記憶に関連した脳の部位です。ここがフラッシュバックに関係しているようです。

先生そういえば犬にもフラッシュバックがあるって書いてらっしゃいましたよね。

犬ってＰＴＳＤになるんですか？

なると思いますね。

フラッシュバックというのは結局、条件反射を介さない一発学習なんです。ある程度高等な動物だったらそれはあるよね。条件反射だったら、蛇に五回くらい噛まれないと蛇を避けたりしないでしょ。でも蜂に一発刺されたら蜂を避けるようになるでしょう。あれは条件反射を介さない一発学習だからだね。だからあまりいいものがフラッシュバックするということはないんです。

警戒を呼びかけるわけですよね。

そう。警戒を呼びかけるわけだから。阪神大震災なども、すごいフラッシュバックを生んだでしょう。あれ以来、ちょっと何かが揺らぐだけでわーっとなってしまう人は増えた。たとえばこれ（ペットボトル）を自分で指ではじいても、自分で動かしているのはわかっているのに、ゆれた姿をみて情動がわーっと沸き起こってしまう。

で、そういうフラッシュバックは、発達障害の人のほうが脳的に起こりやすいんですか？

と思います。

フラッシュバックを起こしているお子さんに対する声かけとしては何がありますか？

声かけとして一番確実にいいのは、フラッシュバックという現象があるのを教えることなんです。教えることがいいのか、あるいは理解されているという感覚を覚えるからいいのか。

あ、そっちです。理解されている感覚のほう。

あっ、そっちか。

定型発達の人はフラッシュバックがないみたいなので、フラッシュバックをまず信じてくれないことが多いんですね。だから信じてもらえると大きな安心材料になります。

それはフラッシュバックが起きているときに言ってほしいんですか？

あとでもいいですし。

私はフラッシュバックは生身ではわからないけど、怒りのよみがえりみたいなのは経験が多いから、それの大きいやつかなと考えるようになりました。

私の場合は、説明するとしたら、過去の映像が、後頭部からおでこに向かって、突き刺さる感じですね。たとえば私、夢を見て暴れて壁とか蹴ったりして歯をぶつけて血が出ていたこともあるんですよ。ベッドの頭の板に頭ぶつけたり、声も起きたら枯れてたり。そういうときは交錯していて、もうどっちが現実かわからないんですよ。だからフラッシュバックなんだよ、って教えてもらえるといいと思います。そして、もう現実の世界に戻ってきたから怖くないんだよ、って声かけしてもらうのが一番効果的でした。

何かがきっかけになって、今まで思い出さないようにしていたことが、全部一緒に噴出してくるからたまらんよね、とか言ってあげるといいかもしれない。

刺さった過去の映像が、グリグリと体を裂いて、何かあるんですよ、身体の中に。何か、もやもやが。それがあっちに行ったりこっちに行ったりして、どうしようもないんですよ。

どうしようもないんだね。

振り払いたいんですね。

もう、出て行って出て行って、って思って、それが暴れまくっているので、それと一緒に身体が反応してしまうんです。声も出てしまうんです。

なるほど。

どうしようもできないんですよ。

これにはもう、僕が書いている漢方を使ってほしいけど、一種の組み合わせではうまくいかず、幾種類か組み合わせたりしなければいけないこともあるので、難しいんだけどね。

でもフラッシュバックは、私の場合ずっと変化していったのですよ。最初は弱い弱い自分がいて、負けている自分がいたんですけど、だんだん応戦するようになってきて、たとえば夢を見ながら「なんでそんなこと言うの！」と叫んでいたり。そのときは、本当に叫んでいたみたいです。で、応戦する自分がいて、勝った時に、フラッシュバックがふっと減ったんですよ。だからフラッシュバックは来るんだけど、戦う自分が出てくる状態があるんじゃないかな、と思います。

夢の状態ででしょ？　僕もね、夢の中だけで出てくるフラッシュバックがあって、五十歳くらいまで見たねえ。三歳のときにアメリカ軍の爆撃にあって、ばーっと焼夷弾を落とされるのね。で、そのあとに消火活動を妨害するために、B29についてきている戦闘機が機銃掃射をするために、低空でくるんですよ。乗組員がにやにや笑っているのが見えるくらいに近づいてくるんです。それが五十歳くらいまで夢に出てきよった。で、三十くらいになったころから「あ、これはいつもの夢だ。急いでさめないと。やだ」と思ってぱっとさめたり。

私もそうですね。気づくようになりました。

で、さめたら「また寝ると見るかな。このまま起きとこうかな」と思ったりね。

私は悪夢が映画みたいになっていて、続きがでてくるんですよ。

そうなのよね、ちゅん平さんは。つらいよね。二週間続きものの夢見たりするのよね。

そのときはもう腹くくって寝るんですけど、

怖いね。寝るのが怖くなっちゃうね。

怖かったですね。

今あなたの話聞いていて思い出したんだけどね、僕は「未知との遭遇」とかいう映画を見たの。あれを見たらね、そのあとグラマンが宇宙船に変わった。あ、変わったなあと夢の中で考えているの。なのに同じ夢を見るのね。で、これもさめにゃいかんとかいってさめたりしてた。

ふーん。ずいぶん頭がいい夢ですね。さすが先生の夢。

夢の中で、今日は英語で会話してるやとか、夢を見ている自分に、おいおいそんなこと言うなよ、って突っ込んだり。

私そういう夢見たことないなあ。夢の中で「これは夢だ」って思ったことないんじゃないかなあ。夢っていう概念が消えているかも。

先生、実はうちの母も空襲にあっているんです。小学校からの帰り道で、空襲警報鳴り始めて、家に駆けて帰ったそうです。それで防空壕に入ったとたんにどかーんときたんですって。で、家族全員そろっていなくって、誰か死んだかもしれないと思って、終わったあと外に出たら、黒焦げの遺体がたくさんあったという状況で、その遺体を一つ一つめくりながら自分の身内を探したそうです。結果的には家族は無事だったそうですが。まあ母はそういう体験をして、「戦争は怖いのよ」っていうことで、私たちには小さいころから反戦教育として話していたんですけど、「一度も夢に見ない」って言うんですよ。

ほお。

だから、話をするとき以外は思い出しもしないし、夢にも見ないって言うんです。

だからＰＴＳＤとかあんなのは嘘なのよ、とか言っていて。どういうメカニズムなんでしょうね、これって。

フラッシュバックを漢方で抑えこむのは、治療の入り口にすぎないんです。抑えこんだら、今度は積極的に思い出さなければいけないんですよ。思い出して、人に話さなきゃいけないんですよ。そうすることによって、過去の記憶は過去の記憶として定着するんですよ。

ああ。

フラッシュバックするのは、意識に上らない状態に抑えこんでいるわけです。それがぱっと突然出てくるんです。こいつはいったん抑えこまないといけないんです。で、抑えこんだら、今度万端整ったときに思い出して誰かに話したりすれば、そこで初めていつでも思い出すことができる記憶、思い出しても自分がゆり動かされない記憶として完成するんです。それがＰＴＳＤの治療の完成なんです。お母様は最初から自分で治療しているわけだ。

みんなに話しまくって。戦争は怖いのよとか今は平和でいいのよとか。そういう話をしているのが自分で治療になっていたんですね。

それは感情がじゅうぶん伴っていますから、感情の切捨て、別の言葉で言うと感情の抑圧をしないで、話していたことが一番の治療ですよね。

なるほど。

今ようやく、六十年以上経って原爆の被害者の人たちが話せるようになりましたね。

シベリア抑留経験者の方々とかも、話さない方が多いようですし。

僕の父もインパール作戦の体験をほとんど話しませんでした。父の部隊は三分の一くらいしか生きて還ってきませんでした。あとは全滅です。白骨街道になったんです。

母が八十三歳ですけど、佐世保での被爆体験をようやく話せるようになっています。

時間かかりますね。

うちの大学にも原爆によるＰＴＳＤの研究をされていた先生がいました。被爆者の方は未だに記憶がよみがえってくるようです。

つらいでしょうね……。

母は音にとても敏感です。全然たいしたことない音でもびくっとします。

本当に一発学習なんですね。本来人間がサバイバルしていくのに必要な学習能力が、人間を苦しめることもあるんですね。本当に、強みと弱みは表裏一体なんですね。

統合失調症と発達障害の鑑別

ところで先生、統合失調症と発達障害の違いに戸惑っている人は多いので、それを教えてください。

先生が広瀬先生との対談の中で、統合失調症と自閉症の違いに触れて、統合失調症の方は、ふたつのＣＰＵ（中央処理装置）のコミュニケーションがうまくいっていないという話をされていましたが、そういうＣＰＵで他の人の情緒的なコミュニケーションを受け取るときと、自閉症の人のＣＰＵで受け取るときはやはり違うんですか？

発達障害の人と、統合失調症の人を根本的に分けられるのは、僕は今のところ一つしかないの。スキゾフレニア（統合失調症）はどこかで落ち着くんですよ。あきらめちゃうの。自分のほうからそれ以上の向上を求めて動き出すことがない、ある安定した状態に至るんです。それでじーっと暮らし始めるの。

自分のＣＰＵに合った環境に落ち着くんですか？

はい。ところが発達障害の人は、永遠に求め続けるんですね、もっと向上しようと。だからおそらく、非常に限局した障害なんだと思うんです。こんなはずはない、もっと自分はよくなるはずだという思いがあって、その感覚が正しいんではないかなと思うんですね。

統合失調症の場合、最後は生体が内的に求めているところにいくんですね。

十年くらいみていると本当に違いますよ。スキゾフレニアの人は世の中の片隅に自分の居場所を見つけて、生きていきます。そのかわり、周りが変化するとすぐに悪くなります。だから多くの精神科医が、スキゾフレニアの人が周囲の世界と調和しているときにはハッピーなんですね。外界とうまく調和しているなあと思って、薬を少し増やしたり減らしたり月一回とか何ヶ月に一回とか診察してずっとやっていく。

じゃあ統合失調症の方と自閉症の方は内的なレベルで求めているものが違うということですね。

自閉症と統合失調症は連続線上にあるとかオーバーラップがあるとかはどうなんでしょうか？

統合失調症という概念は本質的にくずかごですから、そこから異質なものが取り出されてきて、今は発達障害というものが「これはちょっと違うみたいだ」と取り出されているんですね。

はあああ。

それで発達障害も統合失調症みたいなところがあるじゃないかという議論が起きる。

これは近い将来本質的に分けられるでしょう。そうするとまた未開の地としての統合失調症が残るんです。だからちゃんとした精神科医は、「統合失調症群」ととらえています。本質的には群です。でもそういう本質論で考えない人は、症状が同じならスキゾフレニアと診断するでしょう。それがＤＳＭによる診断です。状態像だけで見るか本質を想定して見るかですね。

 じゃあ自閉症とかアスペルガーと統合失調症とは根幹にある問題が共通しているとは言えない、ということですか。

 言えないですね。おそらく本質が違います。一時的には同じように見えるかもしれないけど。一時的には同じように見えたとしても、どう区別するかです。ただし、今のＤＳＭでやるとおかしいです。区別がつきにくいです。この人はスキゾフレニアだったけど、近頃は症状が変わってクライテリアでやると発達障害だとか、そういうことが起きてくる。でまた今度は大うつになったり。状態像でわけるとそうなるね。どうも診断法のほうがメチャクチャ。

三次障害

先生のところに統合失調症という誤った診断で来られる方だけど自閉症という方が結構たくさんいて大変ですよね。薬を抜いていくだけでも。

抜いていくのが大変よ。

薬を抜くって？　酒を抜くみたいなもの？　しばらくのまない状態を作らなきゃいけないっていうことですか？

いやそうじゃなくて、薬を使うとね、その目的にしていた症状は減るけど、薬によって脳機能が抑えられたことによって新しい症状が出て来るんだよ。で、こいつにまた別の薬が出て、そうすると副作用が出るから副作用止めを出すと、その副作用止めの副作用が……という風に十種類くらいのむことになる。

みんなよく「薬が増える」と言うけどそういうことなのか。

そういうことです。十種類くらい薬のんでいる人はざらにいますよ。

すぐ抜けない薬もあるので、そこを先生が調整しながら少しずつ抜いていくんです。

それを今のところ、「精神科　セカンドオピニオン」という本の内容に賛同している人たちは「三次障害」と呼んでいるんですね。

ほおおおお。

三次障害というのは、医療によってむちゃくちゃされている状態のことです。先ほどの、うつと双極性障害の見分けミスもそうですが。

先生は先ほどの講演録でも「医者と患者が密接な共同作業で一生懸命境界例を作り出している」と書いていらっしゃいましたね。そういうことがやっぱりあるんだ。

よくあります。

さっきの話に戻りますが、スキゾイドパーソナリティ障害と統合失調症っていうのは連続線上にはないんですか？

うーん。

自閉症スペクトラムの方でスキゾイドパーソナリティ障害になる人は結構多いようなんですが。ある研究だと20％くらい出ていたと思うんですけども。

スキゾイドパーソナリティ障害は、とても安定したものだと僕は思っているんですね。それに対して発達障害の特徴は不安定だということですね。境界例と言われている人たちの中に、スキゾイドパーソナリティ障害の人がいます。

「境界例」の人を健康にする

不安定ってどういうことですか？

状態が、自発的に不安定になることです。本人のさらに向上したいという努力が裏目に出て周囲に働きかけては周囲からズレたレスポンスが返ってきて混乱するという相互作用の中で、絶えず裏目に出会って悪くなっていくというのが境界例の一つのテーマなんです。

境界例っていうのが本当にあるかどうかは僕は今でもわからない。

境界例というのはパーソナリティ障害とはまた違うんですか？

僕は境界例というのは発達障害の誤診例と、軽い双極性障害の遺伝子を持った例だと考えています。最初にＤＳＭで境界性人格障害が出たときに付記のところに境界例は双極性障害の家族因を持っているというようなことが書いてありました。で、スキゾタイパル人格障害のところにはスキゾフレニアの家族因を持っていると書いてあります。

境界性人格障害ということで先生のところを受診される方は、自閉症圏の方だと思うんですけど、よくなっていますよね。先生はたとえばリストカットでめちゃくちゃになっている人でも、伸びたいと思う才能を共同作業の中で一緒に見つけて、半年くらいでもう花開く、という感じなんです。

才能ってたとえばなんですか？

たとえば絵とか。絵が好きな人だとそれに喜びを見出して、それを一緒に喜んだり。そしてそれが、よくわからないんですけど、すべてを変えていくというか。

うん。あとは料理の盛り付けとか、服のコーディネートとか、上手だよね。そういう人は。絵と関係あること。

ビジュアル感覚が優れているところを開花させていくということですか？

そうそう。

それでいろんなきれいなものを作り出して。

そうすると生活が広がってきて

生活が広がっていく……。

境界例は自分が満足する生活が獲得されることが、とてもいいんです。あと天才的な能力を持つ発達障害の人も、その能力をのばす環境があれば安定します。

「発達障害者は発達する」

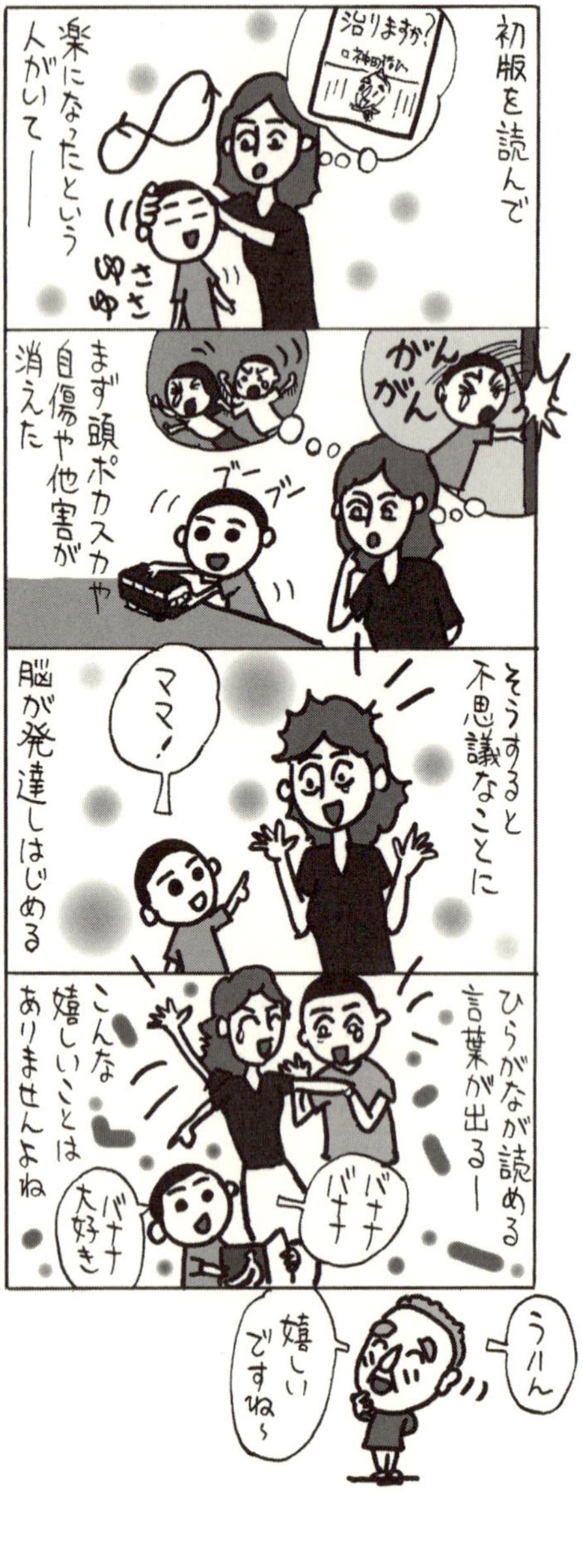
初版を読んで
治りますか?
ささ
ゆゆ
楽になったという人がいて――
がんがん
まず頭ポカスカや自傷や他害が消えた
ブーブー
そうすると不思議なことに
ママ!
脳が発達しはじめる
ひらがなが読める言葉が出るー
バナナバナナ
バナナ大好き
こんな嬉しいことはありませんよね
うんん
嬉しいですね~

自律神経の整え方　わかりました

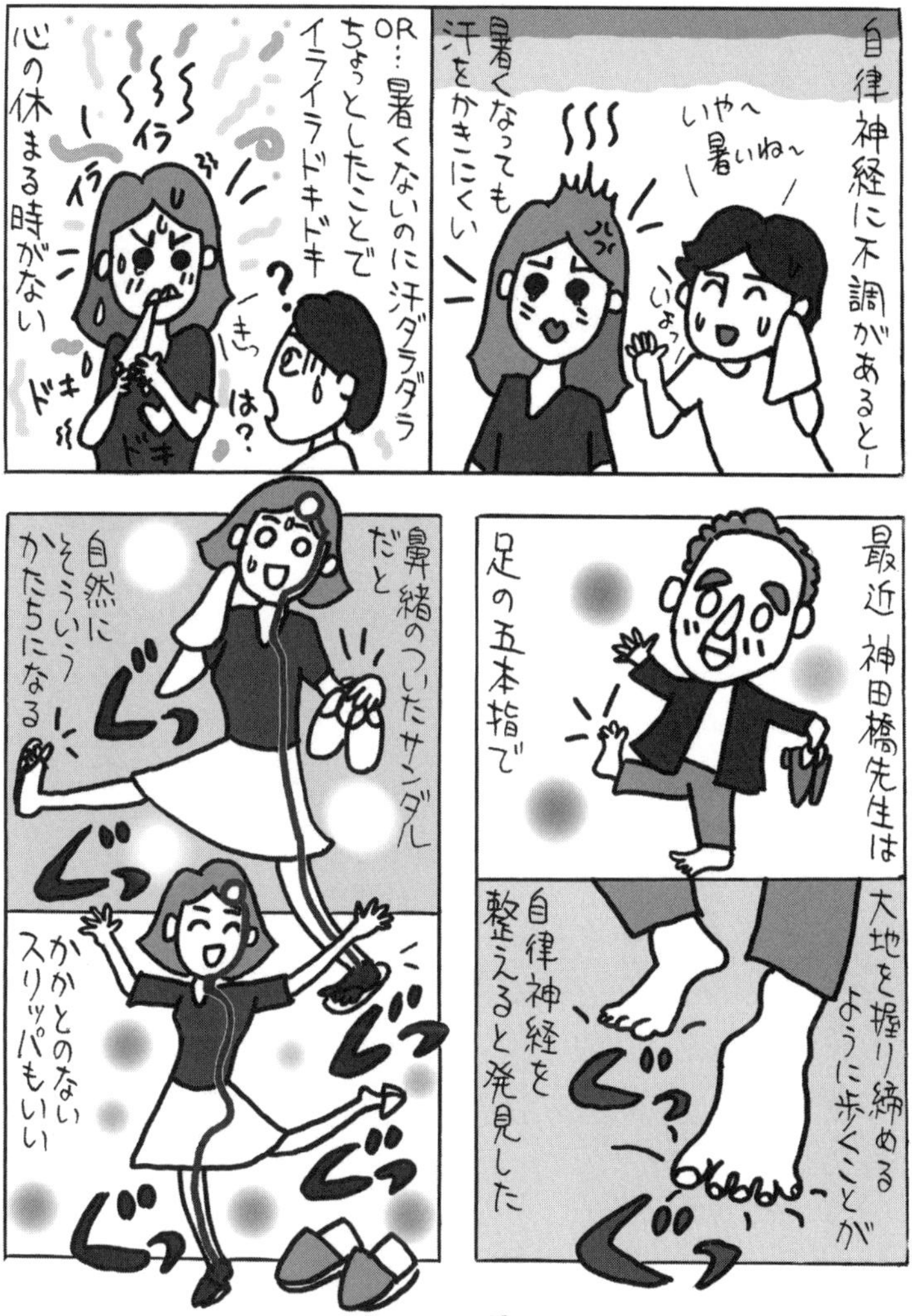
自律神経に不調があると〜
いや〜暑いね〜
いよっ
暑くなっても汗をかきにくい
OR…暑くないのに汗ダラダラ
ちょっとしたことでイライラドキドキ
心の休まる時がない
イラ
イラ
ドキ
ドキ
きっ
は？
最近 神田橋先生は
足の五本指で
大地を握り締めるように歩くことが
自律神経を整えると発見した
ぐっ
ぐっ
鼻緒のついたサンダルだと
自然にそういうかたちになる
ぐっ
ぐっ
かかとのないスリッパもいい
ぐっ
ぐっ
ぐっ

脳とつま先はどうやら関係があるようだ

神田橋先生のランチタイムを確保するために

 そうだ、浅見さん。この本は売れてほしいけど、なるべく患者が増えないようにしてくれないかね。もう今でも一日五十人診ていて、診療の質もどんどん悪くなるし、昼飯食う時間もなくて。

 この本は売れて、先生の患者さんも増えてしまうと思いますよ。でも先生の技を盗もうと陪席でお勉強しているドクターや心理士の方も多いみたいなので、そういう先生が増えてくださるといいと思います。愛甲さんも今みたいに、こだわりの質の違いとかがわかるようになったのは訓練の賜物ですよね？

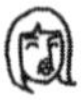 はい。先生について練習しました。

 先生がお昼ご飯を召し上がれるように、ぜひそういう先生を増やしてください。セミナーもいつも満杯とお聞きしています。

　せめて漢方とかを取り入れてくださるお医者様が、ますます増えるといいなと思います。自傷行為が収まるだけで、ずいぶんご本人はラクになるはずですもの。とにかく発達障害の二次障害による苦しさを抜くためには、せめて二次障害でも治す気のある先生のところ

にかからないとだめなんですね。

データ取りに終わるのではなく、目の前にいる人をなんとかラクにしようという情熱が医療者には大事です。

患者さんには本来自己治癒力が備わっているんですね。でも自己流治療が未熟な場合、「未熟な自己流治療法」としての症状や問題行動が出てしまうんですね。

　では次の章では発達障害の人に起きがちな問題行動について神田橋先生におききしたいと思います。「問題行動は未熟な自己流治療法」という先生の治療方針の真髄をお伺いできればと思います。

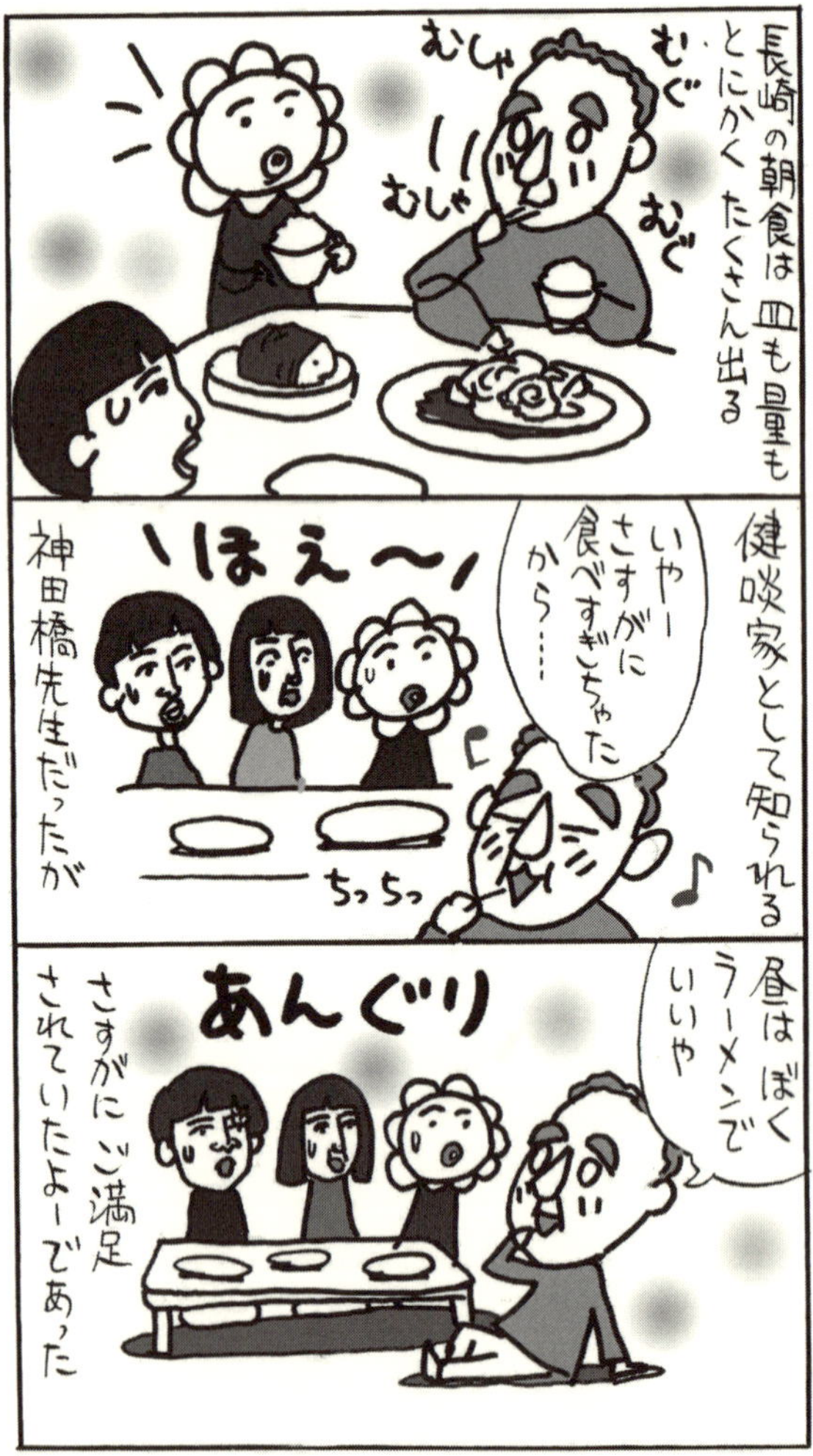
長崎の朝食は皿も量も
とにかく たくさん出る
むぐ
むぐ
むしゃ
むしゃ
健啖家として知られる
いやー
さすがに
食べすぎちゃった
から…
ほえ〜
ちっちっ
神田橋先生だったが
昼はぼく
ラーメンで
いいや
あんぐり
さすがにご満足
されていたよーであった

〈第三章〉

問題行動への対処
「未熟な自己流治療法」という視点

リストカット

それでは先生、教えてください。

問題行動は未熟な治療法なんですか？　たとえば、リストカットとかも。

それは、どういうことなんでしょうか？

問題行動には、苦しさに対処するための行動という面があるんです。

壁に頭をぶつける自閉症のお子さんも、苦しいから苦しさを振り払おうとあれをやっているんです。

私たちはその苦しさがわからないから、「困ったもんだ」と思ってしまうわけですね。

だから、自閉症の仕組みなんてわからず、一所懸命なりふりかまわずやっている親御さんが意外といい対応をしていますよ。

たとえば親を噛む子がいる。その様子を見て、親御さんは「この子はわかってもらいたいことがあるけど言えなくて噛むんだ」とわかっているの。親は、百回も二百回も噛まれているからわかっているんです。そんな風に、子どもの心情を理解しようと努める。それに対して専門家が「衝動の抑制が悪いのです」という説明をすると、もうそこで止まってしまう。

ははあ。

こんな考え方をするようになったのはもう三十年くらい前なんだ。九大病院にいたときにしょっちゅうリストカットする患者さんがいたの。

そうしたらあるとき、ある看護婦さんが、まったく考えもなしに、「あなたは死にたくないから手を切るんだよね」って言ったの。そしたらその子がわーっと泣き出して、それから二度と手を切らなくなった。

私、リストカットする人の気持ちってひとかけらもわかりませんので、そのあたり教えてください。

そのときにはね、「自殺を防ぐために自殺の真似事をするんだな」と解釈したんです。もちろんそれが全ケースに当てはまるわけじゃない。で、僕は訊いてみたの。「これは治療法だと言うけれど、その治療効果はどのくらい持続しますか？」とね。インスタント治療なんだけど、効果がないものを繰り返す人はいないもんね。何か心身にいい結果があるからやっているんでしょう。だからそれはなんなの、どんなときにしたほうがいいの、と訊いたの。あとは代替を探せばいいでしょう。

その考え方いいですよね。問題行動の代替を探す、って。

はい。それに本当にそうだと思います。

そのときは、じゃあ筋肉を使うことをやりましょうということになったの。そういう発想をしないと、治療にはつながらない。治療のアイデアが増えるような考え方をしないとばからしい。

でも、治療者が「治療できない」と最初から思っていたら、治療のアイデアを出そうという発想にはいたらないんじゃないですか。

それはもう、一番悪い。

アイデアが出ると、意欲はわくけどそのあとが苦しい。このアイデアをどう生かすかとか、どういう風に使えるものに磨いていくかとか、考えるのは楽しいし苦しい。でも、目の前の人をなんとかラクにしようとするのが治療者の仕事でしょう。なんの現世利益をもたらさなくて報酬をもらうのはいかんと思うね。

なるほど。

怒りと暴力

先生、問題行動と言えば、発達障害の方の「怒り」についておききしていいですか？

発達障害の方の一部は、怒りの閾値が低いし、いったんキレたときに極端に反応しまう傾向があるように思うんですが。

岩永先生が言っているのは一般論ですね。自己抑制に問題があって、怒りの閾値が低いことはありえます。ただ、現実に怒りの閾値が低く見える人をよくみてみると、七割くらいまでは、フラッシュバックなんです。

ああ……。

閾値が低いんじゃないんです。閾値が低いというのは、刺激に対して大きすぎる反応が返ってくるということでしょう。でもフラッシュバックだと、今の刺激に類似した過去の刺激が芋づる式によみがえってくるんです。だから芋づる式の総量に比べたらここで出てくる反応は自然なんです（次頁イラスト）。だから、フラッシュバックをコントロールすることによって怒りは減らせます。

でもそれと別に先生がおっしゃるように、閾値が低い人もいます。一般論として。そういう人たちに一番いいのは、バッチフラワーのチェリープラムです（バッチフラワーについては後述）。

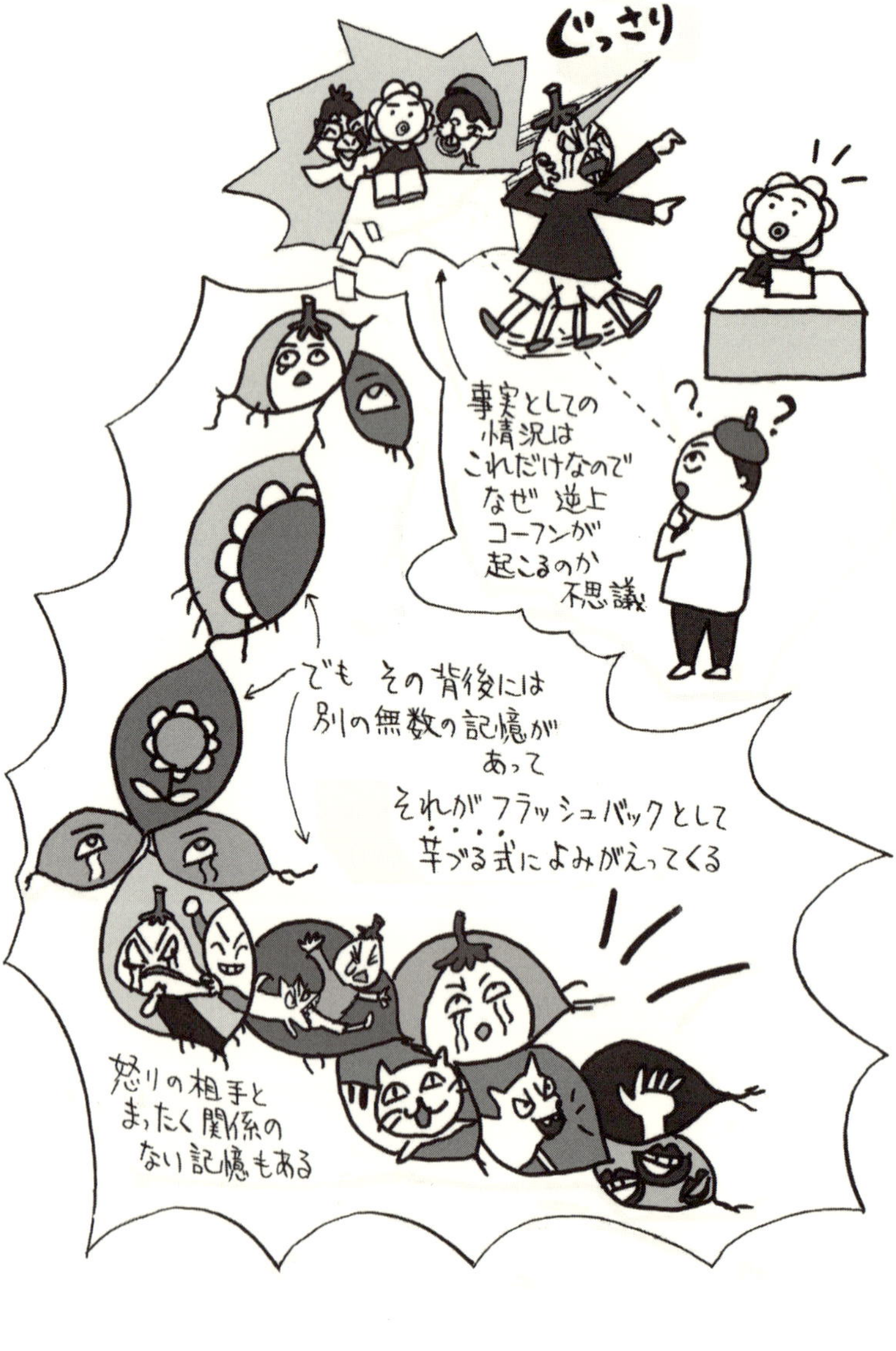
ぐっさり
事実としての情況はこれだけなので
なぜ逆上コーフンが起こるのか不思議
でも その背後には別の無数の記憶があって
それがフラッシュバックとして芋づる式によみがえってくる
怒りの相手とまったく関係のない記憶もある

それはサプリメントですか？

フラワーエッセンス療法といって、飲むことでよくなっていきます。

毎日四滴くらいですね。それでだいぶ感情の抑制が効くようになります。バッチフラワーの本はたくさんあります。

身体に取り込む以外での、行動療法的な対応はありますか？

切れたときに何をするかです。

たとえば蹴ったり物を壊したりする子にはどうすればいいでしょうか。

ボウリングなんかいいですね。

ここでもやはり、代替的な活動をさせればいいということですか？

代替的な活動をさせると、たとえばボウリングならボウリングを好きになったりします。蹴るんだったら、お父さんの古いネクタイで三箇所布団巻いたのを縛ってそれを蹴ればいい。

私も怒ると感情より先に手が出てしまう時期がありました。そのときパンチングのおもちゃを買って、ふだんから一時間はこれをすると決めて、余分な体力を残さないようにしていました。

刺激に対して怒りは起こっても、殴るということをしょっちゅうやっていると、殴らなくなります。

なるほど。

先生、怒りが暴発しやすいタイプも自閉症の子どもの中には多いんですが、一方で怒りが起こりにくいというか、怒るような場面で怒らない子や、怒っているかどうか自分ではつかみにくい子もいます。そういう方に対しては、私はまずわかる感覚からつかんでもらおうと思って、身体感覚を体験させることをアドバイスしたり身体を動かさせたりするんですが、先生だったらどのような対応をなさいますか？

僕はそういうケース見たことがないからわからんけど、もしやるとしたら、途中の感覚のところは抜けているけど、もしその感覚があって、どういう行動をすると解決するか考えて、そういう行動をさせるでしょうね。たとえば、太鼓叩かせるとかなんかどうですか？

ああ。

太鼓を、リズミカルでなく叩かせる。むちゃくちゃ叩かせる。そうすると、こっちに行動があって、こっちに体験があって、途中に感情がないわけでしょう。それを双方からトンネルを掘るの。そうやって感情を体験させるんです。

私が身体を使わせるのも似たような意図があります。感情を感じていない子でも、たくさん走ると疲れるんですよね。そうしたら「もう走りきれないでしょ、これが疲れるということだよ」と教えるんです。ある感覚や感情が起こるだろうということを意図的に持ってきて、それに、今の感覚はこうなんだよ、とくっつけていくような作業をやっています。

その子はボウリングはできますか？

教えればできると思います。

ボウリングは破壊衝動をゲーム化していくのにいいと思って、僕はボウリングを薦めることが多いの。親子で一緒に行けば、破壊活動が楽しいものに置き換わっていくから。そのヒントはね、次男が小さいころ乱暴だったから、クール宅急便で送ってくる発泡スチロールの箱を巨大積み木にして向こうから走ってきて体当たりしたりさせていたら落ち着きのある子になりましたんでね。

岩永先生から見て、怒りを感じられないのもやっぱり問題なんですか？

怒るべき場面で怒れないと困るんじゃないかと思います。ニキさんのいう「困らな感」にも通じますが。

ニキさんは怒りという感情がわからないから「キレないための上手な怒り方」という本を訳したいと言ったんです。

ほう。

で、私は自分の怒りをもてあましているから、逆方向から「この本やろうこの本やろう」って二人で盛り上がったんですね。そのときまだ自閉症にまつわる困難をよく知らなかったから「怒りを感じられないなんてなんてすてきな人だろう」と思ったんですけど、そのうちに怒りを感じないことによる不都合がわかってきたという感じでしたね。

感情の薄い人

カウンセリングをしている人でも、アスペルガーという診断が下りた人で、怒りやうれしさなどの感情が感じられないので感じられるようになりたいという人がいましたね。

うれしさも感じないんですか？

感じたことがないって。うれしいのも、悲しいのも。いつも一人ぼっちだけどさみしくもないみたいです。

それは難しいなあ。

能力はずば抜けて高いんですけど。でも趣味にはまっていたから授業中ずっと寝ていて、成績もそんなによくなかったんです。でも何がきっかけかわからないけれども、だんだん感情がわかるようになってきて、趣味も自分の意思でやめて、成績も突然よくなりました。

何かが起きたんですかね？

お友だちもできちゃったんです。

何かあったのかな?

わかりません。一応毎週来てもらっていたんですけど。

ニキさんは、怒りっていうのは心拍数が上がるらしいとか、そういう風に理解したらしいです。あと発汗したりとか。目が釣りあがったり、顔が紅潮したり。ということは恋に似てるな、とか。そういう理解をしないと怒りに到達しないみたいなんですよ。

トニー・アトウッド博士たちが開発された「キャットキット」ってありますね。自閉症スペクトラムの方のための、感情をつかむための教材です。あれで、自分の感情をつかむために、温度計の中にグレーディングで自分の身体の状態を入れていくというのがあります。顔がかっかなるというのが怒りの中で10分の９くらいだったり。身体がそわそわするのが10分の５くらいだったり。それで身体の状態と表情と感情の表現を対比させていくんですね。

あれが必要なのは、よくわかりますよね。逆に言うと、あれくらいしないと感情がつかめない人が多いということでもありますが。

ニキさんはそういうわけで怒るのがあまり上手じゃないですが、一度怒ったとき、腰が抜けたんです。立てなくなってしまったんですよ。

怒りのあまり腰が抜けるというのはありそうな話だ。

ありそうですか。

ありそうだね。怒り行動一式がそろってないんでしょう。

わははは。そういう感じです。一式がそろってない！

怒りが起きると筋肉がぴしっとなったり構えたりするでしょう。表現の量を加減したり。そういう一式がまだそろっていない未熟者の怒り表出なんじゃないですか。できるようになったけど未熟。

四十前後になってようやく芽生えてきた怒りだから、まだよちよち歩きなのかもしれませんね。

非常に単純にどっかのシナプスがつながってないんだろうね。感情というものと。おそらく視床下部からの繊維とどっかの認知が……。

私はないとは思わないんですよ、怒り。

ちゅん平さん持ってるよ、怒り。一式持ってる。

でも私、悲しむのがちょっと抜けているんです。

あ、そうかもね。

うまく悲しめなかったんです。

今はうまく悲しめますか？

今は幸いなことに悲しむ要因があまりないんです。

よかったよね！

違う生き物になる

愛甲さんがカウンセリングされたその方は、感情面でも変わってきているんですか？

表情が出てきました。前は表情がなかったんですけど。

自然な表情ですか？

自然な感じの表情です。まだふつうの人とは違いますけど、以前の姿と比べるとずっと自然な表情です。

で、自分で色々な物事に関して判断できるようになったというか、決められるようになりました。前はまったく自分というものがなかったんですが。

何が起きたんだろう？

彼自身の力もあったと思います。依存から脱出するときも、周りのネット友だちがやめるなってずいぶん言ったそうです。でも一ヶ月だけ付き合うから、って移行期間をもうけて、そのあときっぱりやめたんです。

上手ですね。やめ方が。

健常な子どもでもそういう風にぴょんこさ、と成長する時期があるよね。だからそれはやっぱり脳のいろんなところが成長してきて、ぴゅっと接続したんじゃないのかなあ。

電気がつくみたいに。

電気がつくみたいにね。

そんな感じもしますねえ。

僕、自分ではしょっちゅうあるの。そういうこと。

そうですか。

ちゅん平も違う生き物になったしねえ。

ぱっと変わるんだよね。

ずっと情報は集めていたんですよ。それが、ちゃっちゃちゃーんて届いた感じです。

あああ。

本当に違う生き物になったんです。

あああ、そうかもね。その子はとても能力高いので、情報は集めていたんですよ。それであるときシナプスの接続がぴたっとうまくいったのかもしれない。

「統合」というものの、神経生理学的な実体はそれかもしれない。統合とわれわれが呼んでいるもの。最後につながるんだ。

なんか最後に出来事が起こるんですよ。

出来事？

きっかけになる出来事が起こって、急につながるんです。「もしやこういうこと？」って。

それまでいくら説教してもだめだったのにね。でも説教も少しずつたまっていたのかも。

浅見さんが言ったことがちょこっとずつ残っているんですが、そのときは納得していないんです。でも同じような経験を何度かしたときに、あ、浅見さんがこう言っていたなあというのを思い出して、あのとき言われたのってこういうこと？　って気づく、みたいな。そういう感じです。

自閉症の人の得意技

で、そのときの豹変の仕方が、アスペルガーというか自閉症圏の人のほうがころっと変わるんですよね。だからたとえば依存症から抜けるとか、自閉の人のほうが上手な気がします。

感情にわずらわされるのが少ない分、しがらみがないです。

未練がないですよね。だからたとえば「今日からお酒やめよう」↓でもやめられないっていう感じじゃなくて、「やめよう。健康に悪いから」すぱ、っていう感じなんです。

余計な感情がはさまらないですよね。

未練っていうのはやっぱり脳みその余分な作業だから、それがない分禁酒とか禁煙とかダイエットとか上手ですよね。

急に変わる方いますね。こだわりが変わったら前にこだわっていたものはころっと興味がなくなる方もいますね。

そうそうそう。

まったく捨てますね。何もなかったかのごとく。

彼の場合も、ふつうだったらお友だちの引止めとかあってやめられなそうなもんだけど、まったく未練なかったですね。

引きこもり

さて、自傷とか暴力とか怒りとかについて神田橋先生のお考えを伺いましたけど、あと発達障害の人がよく直面する問題が「引きこもり」ですね。藤家さんも何度か経験しています。私が知り合ったあとも、何度か引きこもった時期がありました。

これにはどう対処すればいいんでしょうか？

一人になる時間をどこかに作って、人がいないところで静かにしていられるような場所を確保するといいでしょう。そうすると「一人になれる時間」が構造化されるでしょう。何時から何時まではここで一人で静かにしていられる、と、脳が安らぐための時間が設定されると構造化される。

必死に一人で閉じこもっているときには構造化されないから、一人ぼっちの時間が保障されていない。だけど最初から何時から何時までどこで一人でいられると保障されていれば、みんなで取り決めていれば、安心して脳を休められるでしょう。

それって、いいと思います。

ということはやっぱり、引きこもる人たちは、脳を休めることが必要な体質なんですか？

閉じこもる人っていうのは、刺激量を減らす必要がある脳体質なんですね。脳の中で行き交う刺激の情報量を少なくする必要がある状態に今、あるということです。だけどそういう時間が設定されていないと、のべつまくなしに閉じこもっていないといけない。一日二時間は閉じこもっていればいいということにすれば、あとの時間は出てくるようになるかもしれません。

じゃあ引きこもっている人には、まずそういう時間を設定してあげると言えば、表に出られるようになるんですか？

できるようになるようですよ。僕が診ているケースでは、親御さんからご本人に訊いてもらったんです。「あなたが引きこもっているのは治療なんだと言っている先生がいるんだけどそうかい？」と。そしたら「そうだ」と言って、それから出てこられるようになったんです。

ふ〜ん。

ずっと、お母さんが出したご飯を自分の部屋で食べてお盆を外に出しとくような生活をしていたんです。ときどきは夜中に風呂に入っていたらしいけど、ふだんは風呂も入っていない。それから半年経って、なんか楽器習いたいとか言って、楽器習いに行ったみたいですよ。それで帰ってまた引きこもって。でもお母さんは理解者と思ったのか、ときどき出てきてお母さんとは話をするようになったらしい。でもお父さんやお兄さんが帰ってくるとまた部屋に引き上げるみたいですけど。

じゃあまっとうな社会生活を送るだけの対人関係のキャパがない人が引きこもるんですか？

そうでしょうね。

じゃあその人たちにちょっとでも社会に出てもらうためには、引きこもる時間を確保してあげればいいんですか？

確保するの。そして僕はよく患者さんに、かたつむりみたいに自分の部屋をかついで歩ければ言うことないよね、とか言っている。そうしたらいつでもぱっと引きこもれる。逆に言うと、どこにでも行ける。そして次の段階としてはそれを、心理的な構えとして作るの。

構え？

「知ーらない」とか言って、無視する練習とかするの。そうしたら社会の中にいても、その瞬間は脳が守られるでしょ？

学校の先生にお願いして、学校の中にダンボールハウスを作っていただくことがあります。発達障害の子どもたちの中にはそれがあると安心できる子がいるので。パニックになるとそこに入り込んで、四、五分すると落ち着いて出てこられるんです。感覚過敏の子どもも騒々しい場面でいらいらしたらそこにいったん戻って、しばらくすると落ち着いて次の行動に移れるようになることもあるんですよね。

僕そういう話聞くとすぐにこういうの考え付くんだ。自分用のダンボールハウスを作る工作の時間。

キャンプでやったことあります。感覚過敏の子のグループで、それぞれダンボールハウスを作ってもらいました。協力して作り上げることもちょっと期待したんだけど、やっぱりみんなそれぞれ一人で入って楽しんでいました。

わはははは。

大地君はキットをもっていって自分で作って支援級で使っているみたいです。

そういうのは大事なんですよね。で、もう少し程度の軽い人の場合、僕外来でよく、頭からシーツかぶせるの。

あ、ああいいですね～。

ちゅん平さんよくやっているよね。

私はよくいすで囲いを作ってキャンプとかで使うシートをかぶっていました。誰に教わったわけでもないですけど。

自分の脳が解決策を見つけることが一番

いいね～。ひとつできればまた自分の脳が――これ「脳が」というところが大事なんだよ――こうやったら楽になるかもしれないというアイデアを見つけられるんだ。

僕は患者さんにシーツをかぶしてね、「このシーツをかぶっているイメージを残してね」って言って、取るの。そうするとシーツをかぶっているイメージが、ＳＦコミックに出てくるバリアになるの。

ああ。

このバリアにぶつかるの。僕が今話している声もそこにぶつかって、意味だけ中に入ってくるようにイメージできる？　と訊いてみる。で、自分ちで練習しなさい、っていうの。シーツかぶったり、バリアのイメージだけ残したり。できるようになるのに五分もかからんね。

まあともかく、閉じこもる時間を保障してあげることです。決まりごとであるかどうかは発達障害の人には大きいから。

克服ではなく活用

私、最近、少しは空気が読めるようになってきたんじゃないかと思うんです。少なくとも、あ、こういうこと今言っちゃいけないな、自分は言いたいけど言っちゃいけないな、とか思えるようになってきました。

それは最近ですか。

はい。

それは、違うんです。正しいけど違うんです。こういう風に考えるんです。「その空気を読める能力は、かつてはどういう機能として発揮されていたんだろう？」と。

はああああ。

空気を読めるようになったなと味わえる、その能力。その能力はかつてはどういう能力だったろうか、と。

はああああ。

前からその能力はあったんですよ。でもそれだけ社会で使えるものに磨かれたと思うの。

はああああ。

僕は、ゼロから起こってくるという考え方はしない。えーと、おそらくね、自分の体調に対する過敏性が「空気を読める能力」に回ってきたんだろう。

ほおおおお。

自分の体調に対する過敏性が、外部まで投影されるようになったことによって、共感性というものに発展したんじゃないかな。

はああああ。

そうすると今度は、能力というものが一つグレードアップして使えるようになる。そして自分の身体に対する感受性が自在性を帯びてくるんだ。そのときの意思で、感じることも無視することもできるようになる。自在性が出てくるんです。そっちはちょっと置いておこうか、とか。

まさにそのとおりです。前は、体調が悪いとそのことに完全にとらわれて、抜け出せなかったんです。具合が悪いと感じてしまって、「あ、気づいてしまった。どうしよう」とものすごく苦しくなるんです。

そうですね。そういうところありましたね。

それがもっと発展して、人のコンディションをキャッチするという方向に生かされると、持っている自分の感性がより道具化するというか、自分のコントロール下に置けるようになります。たとえば亀田三兄弟はボクシングのトレーニングをすることによって日常は人をぶん殴らなくなるようになったんじゃないかな。的確に人を殴る技術を覚えれば、日常そんなに殴ったりせんよね。ただもし暴漢に襲われたら殴るでしょう。トレーニングした分だけ適切に。

僕はすべてに関して「克服」というのは嫌いなの。全部「活用」と考える。

不登校

直立歩行は基本的人権じゃないのか？

▼浅見淳子ブログより

感覚統合学会の講演を
私は大地君からのメールの朗読で締めくくった。
自立登校をがんばっている様子を知らせてくれたメールだ。

大地君→浅見

昨日はスノーブーツで学校に行きました。今日は長靴にしました。
今まで10分でついたのに今は30分くらいかかります。雪は解けています。寒いのでなかなか足が前に進みません。

足が丸くなった感じがします。靴を脱いでみてみると、足は丸くなっていません。

僕は涙が出てきます。鼻水が出てきます。みんなはドンドン追い越していきます。

冬が終わると雪が解けてきます。クロッカスの花が咲くころには、手や足が動くようになります。

冬が来たばかりなのに、春が楽しみです。これから雪が積もって、春は４カ月も後です。

きっともう少し頑張れば、僕は大きくなるのでギアの変更やスイッチの入れ方がわかると思います。

ママは電話で「待っているよ」と言いました。待っていてくれるとうれしいです。

＊　＊　＊　＊　＊　＊

冬の靴はスノーブーツをはきます。中がモコモコで暖かいです。あと、マフラーも絶対します。

マフラーはママに編んでもらいます。帽子は好きです。耳までかぶれる帽子にします。

でも雪でまぶしいので、目が痛くなります。ゴーグルで学校に行けないので、前に屋根がついているのを深くかぶります。

冬は下からもキラキラ眩しいので、歩くときには見えなくなります。

見えにくい時は犬のように手も地面につけて歩きます。どんなことをしても自分で帰れるように頑張ろうと思います。

＊＊＊＊＊＊

健気な子だ。

でも、どうしてゴーグルがだめなの？

決まってるんだって。ふーん。

勉強に関係ないものは持ってきちゃいけないんだって。

直立歩行って基本的人権じゃないの？　それを妨げる決まりごとって、いったい何？

アフリカのサバンナで私たちの遠い遠い祖先は直立歩行を選んだ。

サバイバルのためだ。

なのに学校はわけのわからない規則を押し付けて、子どもを四つんばいで登下校させる。

千人の前で岩永先生に意見をきいた。「こういうのどうですか？」

岩永先生はこう言った。

「長崎の学校であれば即電話です。

大地君へのゴーグル禁止はめがね禁止、車椅子禁止と同義となることを理解してもらう必要がありますね」

学校の先生方は、資本主義が頭からお嫌いなことが多いが

われわれ民間のビジネスパーソンはこういう無体な規則は作らない。

なぜなら、四つんばいで通勤してくる人間より直立歩行で通勤してくる人間のほうがよっぽど生産性が高いからだ。

企業社会のほうが人に優しいと思うのはこういうとき。学校が作る規則はわけがわからない。

たぶん善悪じゃなくて多数決がよりどころだからじゃないかな。

とにかく降雪地帯の先生方は、ご配慮をよろしく。子どもが立って歩けるように。

（〇九年十二月二十一日のエントリー）

大地君なんて今「働ける大人になる」っていうのを目標にしているでしょ？　それがいいなあと思って。それで、雪道でも頑張って登校するんですよ。「学校に行くのは小学生のお仕事です」って教えてもらっているから。毎日学校に行くことが、将来働ける大人になることにつながっていると知っているから。

いいねえ。

でもそれが、人によってはきついのかもしれないし、逆に大地君より色々な意味で条件が恵まれていても、「うちの子はアスペルガーだから福祉の中で生きさせていく」と思っている親御さんもいるでしょうね。そうすると「学校なんて行かなくていいのよ」とかいう教育方針になりますし。

先生、学校は行かなくちゃいけないんでしょうか？

すべてについて大事なのは、法的に平等に扱うということです。

学校は行っておいたほうがいいですよね。

ちゅん平さんにしろニキさんにしろ、一応今仕事している人は、学校には行っていたよね。つらい思いはしながらも、学校は行っていたよね。

それにやっぱり、先生がいなければ学校はすごく楽しいですし。

わはははは。

休み時間とか昼休みは困りましたけど、学校に行くと確実に時間をつぶせていたので。

先生、学校に行ったほうがいいのはわかるんですが、感覚過敏だとかいじめだとかが原因で登校できなくなったりするお子さんもいらっしゃいます。その子に対して登校を促さないという方策は「あり」なんでしょうか？

行かなくていいというのは差別だね。

差別なんですか？

どっちみちだめだからというのは差別でしょ。障害があるから無理をさせないというのは差別だね。

あ、差別なんですか。

浅見さんが書いているように、登校するのにゴーグルが必要ならそれを許す。なんとか本人が登校できるようにそこでゴーグルを許可するのは援助でしょ。

ふんふん。

でも障害があるからせんでいい、というのは差別だ。

はあなるほど。

なんか障害を受容する前は無理させすぎるみたいです。とにかくみんなと同じようにやれ、と。だからゴーグルするな何するな、みんなと同じ条件で、となる。で、この子はこういう障害なんだよ、ってわかったとたんに、もう何もしなくていい、に極端になってしまうみたいなことが多いようです。

だから、あなたも私もみんなみんな発達障害って言って回らなきゃいかんの。できるだけ援助して、でも平等に扱う。

先生は「療育技法マニュアル」の広瀬先生との対談の中で、こう書いていらっしゃいますね。

＊　＊　＊　＊　＊　＊

神田橋　僕は「あるがまま」という言葉は使わない。あるがままという言葉を使うと、何か丸ごと受け入れのような感じになるから。

広瀬　それではだめなんですか？

神田橋　「あるがまま」という言葉を使うと、何か動かないようなイメージがある。希望や期待や夢が入り込む余地が減る言葉は使わない。増える言葉をいつも使う。

＊＊＊＊＊＊＊

これはつまり、「発達障害者は発達します」ということを信じていらっしゃるから出てくる言葉だと思います。

ただ発達障害のある子には登校やなんかが他の子より難しいわけで、不登校のお子さんを前にしたとき先生はどういう治療をなさるんでしょうか？

僕が不登校の子に対して何をやるかというと、まず登校のシミュレーションをするんですね。学校の写真を見せて、それを近づけていく。そのときの身体の変化が起きる？と訊くんです。で、見ていると、たいていの場合はフラッシュバックが起きています。だからそういうときは「何か思い出したくないことが噴き出してきますか？」と訊くんです。僕はそこで「噴き出す」という言葉を使う。「思い出す」という言葉は本人が能動的にやっている感じがあるでしょ。

そうですね。私もパニックのときは火山爆発みたいだと思っていました。

「発火」と表現した人もいました。

そうか。学校行くとフラッシュバックするから行きたくないのか。すごく当たり前のことがわかってなかったな、私。

そう。そう判断すればフラッシュバックの漢方治療をすればいい。で、家族にもシミュレーションの場にいてもらうと、家族もわかるんですよね。「ああ、そうなんだ。フラッシュバックが辛いんだ」ってね。フラッシュバックの治療をすれば、一部の不登校は減ります。

なんだか先生にかかるとすごく簡単なことに聞こえますが、それが「劇的に患者さんをよくする技術」なんですね、きっと。

それでは、不登校の話が出てきましたので、次の章では、お子さんに対する教育について先生のご意見を伺いたいのですがいかがでしょうか。

先生は成人の方だけではなく、児童の方も診ていらっしゃるのですね。でも、これまでの著作は、成人の問題を中心に扱っていらっしゃったと思います。

この本の読者は、保護者の方も多いと思われます。せっかくの機会ですから、将来を担う子どもたちの教育・しつけについてもご意見を伺いたいと思います。

〈第四章〉

発達障害と教育・しつけ

いじめへの対応

登校が大切なことはわかるんですが、発達障害のお子さんっていじめに遭うことが多いです。先生、そういうときどうすればいいんでしょう？　って漠然すぎますが、たとえば親御さんの立場ではどうすればいいんでしょう？　本人はつらさを感じているわけで、そのつらさに対してどのようにすればいいんでしょう。

僕は、ぎゃあぎゃあ泣いたりするのが一番いいんだけどできんかな？　とか訊いてみますね。

低学年のころっていじめられていること自体に気づかないこともあるでしょう。

自閉症圏の人はとくにそうみたいですね。

そうです。で、思春期くらいになって気づいて、振り返って怒りが湧いてきたり。

僕と一緒に本を書いたかしまえりこさんね（「スクールカウンセリングモデル100例　読み取る。支える。現場の工夫。」創元社、二〇〇六年）、彼女が言っていたけど、「人は一人でいるのも能力である」ということを本人に話したり先生たちに話したり先生から話してもらったりするということを言っているね。それだけでいじめはよくなると。

一人でいられる能力がある、と。

それだけでよくなる。

先生方がやはりみんなで仲良く遊ぶというところに価値観を置いて、それができない子はだめな子だという風に考えていることが多いですからね。

だからどんなにいじめられても、関係の中にとどまろうとするんだって、子どもは。だから、一人ぼっちでいる権利だってあるし、一人でいられるのも能力だと話しただけで子どもたちから感想文がたくさん来たらしいよ。あの話を聞いて救われたとか。

あたりまえじゃん、そんなの。

そうなんですよ。なのに先生にだめだって言われるから。

みんなとコミュニケートする状態でない子は世の中でろくな人間にならないと思われているからね。

先生方はそういうのを身体の芯から信じているから。

そういう人が先生になるんだな。私みたいな人はならないもんね。まあ私が先生になったら大変だけど。

今の学校の先生は子どもと接する時間が減って、書類書きばっかりになっているからね。

忙しそうですよね。

小学校も中学校も先生方は書類書きで追われていますね。

私は中学校のとき三年間いじめにあっていました。一年生と二年生のときの先生はすごく群れを大事にする先生だったんですね。だから、一人でいることはさみしいことなんだよと教わったので、ああ、私ってさみしい人間なんだと思っていました。だけど、三年生のとき、担任ではなかったんですけど、全部が全部群れる必要はないし、一人でいても害がないし、合わない人と合わせていたら無理がくるよ、と教えてくれた先生が現れました。だから、その年は気楽に健康に過ごせました。

一人で気楽に過ごせたのね？

しかもいじめ減るでしょ。かかわらないから。

はい、減りました。

先ほどの引きこもりのお話にも関連しますが、抑うつとか引きこもりという状態はストレスに対する生体反応ですよね。何かと戦っているんですよね。そうしたらまずその状態を周囲が認めてあげれば、戦うことをやめることができるし、それが次なるエネルギーに向かうのではないかと思うんですが。

せっかく工夫をしているんです。試行錯誤の中で。シーツかぶったりね。でもそれをやっていると「そんなことをしていると将来だめになる」とか言われると、「そんな工夫をするのはだめな人間だ」と言われたことになってしまう。

私はそうだったですよ。

自分で工夫する意欲は成功体験というフィードバックで返してあげないといけないのに、それが返ってこなかったら、意欲なくなっちゃうもんな。

乗り越えようとしていたところに周りの人がまたハードルを作ってしまって、結局またはねかえされてしまいますよね。

私が尊敬する地元の支援者がいるんですけど、その方は人権セミナーとかでしゃべるとき、支援級から通級してくるお友だちのことを「かかわりたくない子は、無理してかかわらなくてもいい。でもいることを認めてくれ。いじめないでくれ。かかわりたい子はお友だちになってくれ」って言うんですって。そうしたら健常児たちはほっとした顔をするそうです。これを「愛ある無関心」と呼んでいるそうです。こういうクラスでは、いじめは全然起きないそうです。

それが担任としては仲良く遊んでほしいんですよ。

なんで？　なんで？　わけわかんない。

やっぱり……なんだかあれだわね。牧羊犬のようにシステムにしたいんじゃないかな。

わはははは。

しょっちゅうパニック起こす子にダンボールハウスを作ってもらえないかお願いし

たところ、断られたことがありました。そんな一人だけに認められないし、みんなそこに入るし。私にはできませんって。

遊びに使ったって楽しそうに使えばそれはいい遊びになるじゃないか。

そこが難しくて。

僕は「自閉の利用」（「発想の航跡」岩崎学術出版社　収録）の中に一行だけ書いているんだけど。拒否権こそは基本的人権じゃないかって。

クラスの統一感を乱すのが嫌な先生もいますが、一方で「かわいそう」という見方をする先生もいます。

ああ、なるほど。

一人だけぽつんといることがかわいそうだと思うようです。先生方の多くは、一人一人の価値観とか感受性が違うというとらえ方じゃなく、みんな同じ感覚を持っていると思ってしまうからでしょうね。だからぽつんとしている子はその子なりに楽しんでいたり落ち着こうとしたりしていても「かわいそうだからみんな一緒にやろう」となってしまうようです。

このたとえだったら子どもたちわからんかな。「足の悪い子に車椅子が必要なように、脳が疲れやすい子にダンボールハウスが必要なんだ」と。

なるほどですね。

これなら通じるんじゃないかな。

今特別支援級というのが行き渡りつつありますが、そこで新たな問題が起きています。衝動性の抑制の効かない子同士だと、かえっていじめがあったりとか、ぶったりぶたれたりするんです。そうすると今度は先生たち、支援級の中のいじめっ子を止めないことが多いそうです。どうしてかというと、「障害があるからかわいそう」だからだそうです。神田橋先生のお考えだと、これもかえって差別なんじゃないかと。

特別支援学級や特別支援学校の中で相性の悪い子が一緒ということはありますね。

殴る子と殴られる子が決まっていたりしても、学校って無力なこと多いみたいですね。もっと犯罪レベルの事件でも。

かしまさんは割合そのへんはよく言っているね。いじめというのは犯罪でないものであって、犯罪は犯罪に分類しなきゃいけないね。

警察が入らなきゃいけない場合もありますね。

そうだね。世の中のルールを教えなきゃ。処罰はされなくても、警察が入る事案だということは教えなきゃ。じゃなきゃ治外法権でしょ。

先生は、あくまで法的に平等に扱うべきだというお考えなんですね。

それはちゃんとせんといかん。ちゃんと警察かなんかが入らないと。きちんといいことと悪いことを教えないと教育じゃない。日本の将来を担う子どもたちなんだから当然ちゃんと介入して、周囲の子も含めて、いけないことはいけないと教えないといけない。

わがまま

それと先生、お母さんたちがとても切実に悩む問題として、発達障害の子の「わがまま」があるんですけど、それにはどうすればいいんですか？

「わが」と「まま」に分けるのよ。

は？

で、今要求していることは本当にあなたの「わが」ですか？　と訊くの。

自分の本当の思いということですか？

ほんとうに「わが」であれば、過去にもそうであったしこれからもそれを維持して生きていくということだ。それならあなたはその「わが」を大事にしていけばいいよね、とわが・ままだから。

わがまま。そのまんま。

そしてそれをどのように社会の中で生かしていくか考えなさい、と。

諭すのも必要ですよね。

ずっとそうしていたいわけじゃなくて、一時の気まぐれだったんなら、今とちくるっとるだけだな。そんなのに付き合っていられん。だから、今要求していることは本質から出ていることなのかどうか問いかける気持ちになってほしい。

それくらい冷静になれたらいいんですけど。

自分の本心に忠実ですか？　と。

それをもし親に言ってもらっていたら、私はもっと早くラクになっていたと思います。私は小さいころ本とかに集中するとご飯も食べなくて、ご飯ぬきとか罰を受けたことがあります。それを今でも根に持っているというか、記憶に残っているの。それを今みたいに対応してもらっていたらよかったなあ、と。

たとえばあなたは今ご飯を忘れて本を読んでいるけど、これからもそういう人生を送るつもりか？　と。

そうしたら私はすると言ったと思います。

そうしたら握り飯でも作ってやればいいんだよ。食いながら読めばいい。

わがままだから勝手にしろということになりました。

そもそもサンドイッチはサンドイッチ伯爵がトランプ遊びしながら食べたいから作らせたんでしょう？

でも自分でわかるんですか？　自分の「わが」かどうか。

はじめはわかんないですよ。だから自己省察を促すの。

私だったら「そーだよ私はそういう人生を送りたいんだよ」って言ってあとで困る。ちゃんとしたご飯が食べたくて。

私は困らないと思う。

私は食いしん坊だからな。

でも、そういう問いかけをしてもらったら集中力が途切れて冷静になれると思います。

そう。これは自己省察を促す治療なの。こういう治療は色々あるんですが、昔は病的な部分を切り出して眺めるという操作をやっていたの。でも今は違うの。藤家さんならわかってくれると思うけど、今巻き込まれている世界から観察者という健康な部分を誘い出してこっちに救出するんだ、そういう操作なんだなあとわかってきたの。そうするとその観察者は冷静ですから、混乱している自分を見る。観察者を救い出す方法として、「それは本当に自分の本心なの？」という問いが機能するの。

わかります。

わがままと保護者の方が言っているものの中には、たしかに本当のわがままもあるかもしれません。けれども、子どもの能力から考えると親が高いものを求めているのかもしれません。つまり、親のわがままかもしれません。子どもが自分について洞察するのが難しいときには、保護者が自分のわがままを省みてみる必要がある場合もあります。

保護者がいったんわがままだと思い込んでしまうと、どんどん関係がゆがんでいきます。ですから保護者が冷静になるほうが先なのかなとも思います。ＡＤＨＤ系の子どもなどの場合、子どもに先に変わってもらうのは難しいんですね。そのようなときには、親がまず考え方を変えたほうがいいかもしれません。最近私たちはペアレントトレーニングに力を入れています。そこでは子どもに求めすぎていないかを考えてもらうようにしています。

落ち着かない子がいたら、まずおもちゃ屋に行って小さなトランポリンを買えばいいよ。畳半畳くらいの。それで子どもにさせてみる。子どもの表情がよくなれば、何か自分の脳の中の興奮を運動で鎮めようとしているんだ、何か少しでも楽になろうとする動きがあるんだという参考になります。ちっとも表情がよくならなければ、次の手を考えればいい。どうしても最初から内省は難しい。金出してトランポリン買って、子どもが動いて、子どもの表情がよくなれば、ああ、先生の言っていたことは本当だ、今までの見方を変えてみようという証拠として動き出すんですよ。報酬によって動かすんですね。落ち着きのない子は。

私も似たようなアドバイスをしたことがあるので安心しました。やはり子どもの行動に関する保護者の見方が変わると指導の発展につながっていきますね。

学校の先生でも使える判断材料を

私、ふつうの小学校の相談もやっているんですけれども、通常学級の中にも発達障害の子はかなりいるんですね。でも援助がうまくいかないことが多いんです。どうすればいいでしょうか。

僕はいつも思うんだけど、他の子どもたちを援助に参加させられないかねえ。

あ、すごくそれ思います。援助は必要なんですね、切実に。じゃないと一緒に生活できないので。それなのにどうして他の子どもたちが援助に加わらないのかなと不思議に思います。

車椅子の子に対する援助などは確立していますね。そういう子がいることによって、子どもたちの間に温かい気持ちが生まれることはもうわかっています。それは見えるからでしょう、障害が。だから発達障害の子についても、こういうことができない、こういう反応をする、ということを教えてあげなければいけない。そのためにケースごとの的確な診断ができるといいと思うんですね。それが岩永先生とお会いしたかった一つの理由です。学校の先生でもできるような診断があるといいね。ラベル貼りじゃなくてね。

神田橋先生は「ラベル貼りではない診断」につながる見識を岩永先生が持っていると判断されたわけですね。

私はできないことが多くて、クラスのみんなからどう見られているんだろうというのがすごく気になっていたんですね。だから、みんなから通知表がほしかったなと思います。

はああ。みんなからの自分の評価だね。

はい。いいことも言ってくれるかもしれないし。実際に生活しているのは学校の場面じゃないですか、病院じゃなくて。私がどんな嫌なことをみんなに言ったとか、どういう態度をとったのが不愉快だったとか、こういうことに傷ついたとか。そういうの、的確に子どものほうが見るんじゃないかな。悪気なく素直に指摘するから。それが子どものころに知りたかったです。

そうよね〜。

生活の場面場面で何が悪かったか教えてもらいたかったです。

うなずく

でもさ、ちゅん平さんはそういう人の苦言を受け入れられる人だけど、そうじゃない人もいるもんね。ちゅん平さんの場合はそういうところで自閉っ子であることがいいほうに出ていて、人の意見を深読みしないでニュートラルにとらえるでしょ。感情を絡ませないし、意地悪言っているんじゃないってわかってくれるでしょ。でもそうじゃない人もいるから。

そうですね。悪いほうに考える方もいます。

学校にお願いしたいこと

そうすると、これからの特別支援教育はどのような方向に進めばいいんでしょうか。

みかんを機械で糖度別・大きさ別により分けるような、あんな効率重視じゃないほうがいいね。一つの箱に入っているみかんの中に、色々なものがあるほうがいい。それを見て浮かんでくる、「ああこういう土地があって、木が生えて、そこにこのみかんがなって……」という情感とか味わいとかを大事にしないと。きれいに仕分けすると工場生産物みたいに味気なくなってしまう。くだらない情報が排除されてしまう。くだらない情報というのは情感とか空想とかでしょ。産業革命が義務教育を作ったんだけど、それは一律の労働者を育てるためだったからね。果物を等級別により分ける教育じゃだめだね。

平成の世の中は、実は学校が想定しているより多様な人間を必要としていると思います。学校だけまだ昭和です。

人間らしさを摘みますよね、学校。

正確に言うと生物らしさだね。

僕の知っている発達障害の当事者で、「発達障害がこれだけ増えているのは産業革命以来の均一化を尊ぶ社会の終わりじゃないか」と言っている人がいるけど。

均一化じゃやっていけないことには、産業界は気づいていますよ、とっくの昔に。学校が気づいていないだけです。

あ、そうですね。精神科医はようやく気がつき始めたな。

わはははは。

セルフ・エスティームはほめれば育つのか？

特別支援教育の成果が「働ける大人にすること」なのか「二次障害のないニート」なのか、それを私は納税者として教育界に問いたいです。「とにかく真綿にくるんで傷つかないけれども社会ではやっていけない人間」に育てるのが目的なのか、「ある程度苦手も乗り越えて社会で通じる人間」に育てるつもりがあるのか、それを一般社会人として教育界に問いたいです。

私は自閉っ子でも別に天才ではないけれど、自分ができないことができるようになったらうれしいです。

うんうん。

そういう意味で人間って平等にできていると思います。

そうだなあ。誰もほめてくれんでもうれしいよなあ。

先生、セルフ・エスティームって、ほめれば育つんですか？　藤家さんが安定したのは、苦手を乗り越えたからに見えたんで、ちょっとそのへん疑問なんですが。

違うね。ほめられてセルフ・エスティームが上がるのは二歳児くらいまでだね。三歳くらいになると束縛感を感じるね。つまり、外側からの価値観を植えつけられているような。

ふーーーーん。

でも自分で何かをできたと自覚することで育つセルフ・エスティームは、外側から価値観を植えつけられることなく、生理的な快感につながっていく。

多少ストレスフルな状況に置かれたほうが、乗り越える喜びもありますし。自信がつくというか、次のことに挑もうという気になります。

そこが、村田豊久君が児童精神科医として堅持しているところなんだ。僕も同じなんだけど。姿勢が。

感覚統合療法の中でも私たちセラピストがつねに意識しなければならないのは、今先生がおっしゃった「自分でできる」「ＣＡＮ」ということです。必ず子どもに、自身で達成できるのを体験させることは、感覚統合療法の中で重視されます。感覚統合療法は一見すると他動的に刺激を与えているように見えるかもしれませんが、実は子ども自身が一つ一つの感覚情報をうまく使って課題をクリアするということを重視しているんです。ぱっと見受動的な療法に見えるんですけど、実は能動的に取り組む療法なんですね。そこで感覚統合を間違えて他動的な刺激の療法に終わってしまうと、まったく違うものになってしまうんです。

はあ。なるほど。

能動的に取り組むことによって生まれた自信は、様々な場面でその人の情緒を支える下支えになっていると思います。

僕はね、子どもが何か達成したときにね、親御さんに「急いでほめないでね」って言うの。

ほんとですか？　そこ、私がわからなかったところです。

たとえば、大地君のママとパパは、はっきりと「ふつうの社会で通用する子にする」という方針を立てています。そして私は周りの大人として、その方針を尊重する立場にあります。当たり前のことをしてもほめないでください、ってはっきりと最初に親御さんの方針を明らかにしてもらっているし、だからやたらほめないことに、やはり気をつけているんです。たとえば健常児だったら給食全部食べてもほめられないでしょ？　学校行くことだけでほめられないでしょ？　だから私も学校に行くこと自体に関しては大地君をほめないようにしています。本当はすごくえらいと思うことがあっても。

本人が喜んだらね、その喜びは正しい、その喜びを私たちも共有するって認めてあげてね、って。たとえばお手伝いをして先にほめると、本人が喜びを味わう前に価値体系の中に組み込まれてしまう。だからせいぜい「ほ！」とか言って終わり。価値体系の中に組み込んでしまうと、内側から喜びが湧いてこないの。

めんどくさくなったときにやりたがらないと思います。

はあああ。なるほど。

感情を持ち込まない

あと僕はね、藤家さんの意見を聞きたいんだけど、治療関係の中に感情を入れないようにしているんですよ。

そうですね。そっちのほうが冷静に見てもらえると思います。

感情の載ったコミュニケーションは発達障害者の脳を混乱させる複雑なコミュニケーションになると思うんで。

そうですよね。

だから感情を載せないようにしている。どうしても感情が強く湧くときは「それを聞いて僕はうれしいな」とか、言うことはありますけど。「よかったね」とは言わない。「私が喜んでいる」という現象を伝えるにとどめる。「それができたのは初めてですか？」とか訊いて「初めてです」と答えたら「それを聞いて僕はうれしいな」と。

そのほうがありがたいです。

僕はながい間、失敗していた。僕はすぐに感情をはさむんで。それを修正してきたんだ。

先生はそれをなさったらとても情感あふれる先生なんでしょうね。

先生は発達障害の方や統合失調症の方にはそういう対応をなさるけど、そのほかの患者さんには情感のあふれる対応をされています。自然と使い分けている感じです。

長年やっているとね、自分の行動が生み出す結果が読めるもんですから。

だから診療時間も、長くかける方もいるし、統合失調症の方などは一分くらいの方もいます。その使い分けがすごいなと思うんですが。

僕はみんなに教えているんだけど「今日あなたに質問することは何も思い浮かびま

せん」と言うと、統合失調症の人はひどく喜ぶの。

本当に喜ぶんです。

安心しているんです。

入ってきたときとまったく表情が違って帰られるんです。それが三十秒ぐらいの間に。

どうして？

どうして喜ばれるんですか？

やっぱり精神科医っていうのは色々探ったり質問したりする職業なもんですから、それをしないというのではなくて、今日はあなたに質問することは思い浮かびませんという言葉で、本人が安定していることを見て取っていると伝えることができるからです。

ああ、それでなんですか。どうしてかなと思っていたんですけど。本当に表情がおだやかになって安心しきって出ていかれるんです。

そのためには入ってきたとき「あれ、何かあったの？」と言えるセンサーが必要。

なんか発達障害の方もめきめきよくなっていかれますよね。

ええ、なんかねえ。

自閉症者は世界の中心か？

私は、自分が自閉症の人によって法的な被害を受けたとき、「二次障害だから仕方がない」と大勢の人に言われたことが腑に落ちていません。神田橋先生のように、「二次障害なんだから治せんとねえ」とおっしゃる先生に出会えていたら、私は裁判なんか起こさなくてよかったと思います。こういうことはどうやったら防げるんでしょうか？

早期に気づいて、的確な教育をすれば防げるのではないでしょうか。

教育、なんですよね。本人のご機嫌を全世界がとって、こっちが要求に屈することではありませんよね。

そういうレベルじゃなくて、もっと一歳二歳レベルの話です。自分の思い通りに世の中はならないんだとか、そういうことをきちんと親が教えなくてはいけない。

それはやっぱりしっかりと教えてもらわないといけないことなんです。

そういえばちゅん平さんも大昔は自分中心だったよね。今は全然そうじゃない。

「あんたが中心じゃない」って言ってもらえば、「あ、そうなの？」みたいなあっさりした感覚で納得できるんですよ。

あーそうか。そんなえらそうなつもりで「自分が中心」って思っていたわけじゃないものね。たんに知らなかっただけだもんね。

それに自分が中心って考えることが、そんなにえらそうに見えるなんて知らなかったんです。

えらそうにしているんじゃなくて、自分が中心じゃないと不安だからなんですよ。世の中が勝手に進んでいくと予期しないことが起きるので。自分が中心となってあれやこれを決めていくと安心できるだけなんです。

道筋がある程度自分の中でできていると、こうなるだろうな、という考え方ができるので、自分が中心になっていたいし、あとたんにそっちのほうが気持ちがいいんです。

そらみんなそうだよ。

そういう原始的な感覚がものすごく鋭い生き物なんじゃないかと思うんです。

自閉症の人ねえ。そうだと思う。でも私も自閉症じゃないけどわりと原始的よ。

自分中心だと気持ちいいとか、人より上だと気持ちいいとか、ちやほやされたら気持ちいいとか、そういうのを「こういう風にしたらわがままって見られるんだ」ってある程度自我で抑えますよね、ふつうの人は。それができないんじゃないかなあと思います。

自分と無関係に動いている物事が大半なんだという感覚がなかったの？

なかったです。巨人がいたと思っていたので。

今はもう、巨人消えたんですけど。そのときは大変でした。全世界を背負っていたし。でも巨人に丸投げできていたし、私は実行するだけの役だったから楽な面もあったんですけど。いじめにかんしても、そういう役なんだと割り切って考えられたし。そこで生き延びてこられた部分もあったんですけど。

人間が神を作る基本的なプロセスだね。

たしかにそうですね。

だから浅見さんたちを攻撃したようなタイプの人には教えないといけないし、大人になってくればくるほど自分の価値観と違ってくるので、性格が形成される二歳三歳くらいで教育しなければと先生方はおっしゃるのだと思います。

世の中のルールを含めた人格形成ができるような教育が必要だと思います。そこがふつうと発達障害の違いだと思います。

あのね、仏陀の言葉でも、「できるだけ幼いときからいいこと悪いことを教えなければいけない。子どもは生まれてきたとき白紙ですから、ちゃんと親が教えなくてはいけない」というのがあるの。

そのとおりですね。

仏陀はできた人だったんですね。

君の巨人よりはできた人だったんだよ。

その、教えるときに子どもが教育と受け取ってくれるといいんですけど、二次障害が強くなっている人の中には非難だとか、そういう風に受け取ってしまう人がいます。

そうですね。

それが発展的な意見であっても指導的助言をする人のことを、自分のことを毛嫌いしていると勘違いしてしまう人がいますし、さっき先生がおっしゃったように指導者が言葉に感情を載せていくと、自分が責められていると感じてしまう人もいます。

藤家さんは受け入れがよかったです。今は説教なんかしないけど、昔はしていたことがあって「これはあなたのためを思って言っているのよ」って言うと「そうか」って素直に受け入れてくれる感じでした。

もともとそのほうが成長できると思っていたんで。

素直なんですね。

私のほうが人の言うこと聞かないくらいで。自閉っ子のちゅん平さんのほうが素直です。

昔はおじいさんなんかが「これはおまえのために言っているんだ」っていう前フリがあったけど今はあまり言わないねえ。

親にもさんざん言われましたよ。どうもその前フリをしたほうがいいみたいです。

ねえ。関係としてのかかわりと教育としてのかかわりの区別ができるのかもしれないねえ。

はい。そのとおりだと思います。

あ、私は父母を父親母親と見ないで一人の人間として見ていたところがあるんですね。だから父親だから言っているんじゃなくて人間として言っているんだぞということをさんざん言われてきたので、それがよかったのかもしれません。

ほおお。

人生の先輩としての忠告、みたいな感じだったの？

そんな感じです。親だから、というのをあまり意識しませんでした。

じゃあ今大地君も我慢のしどころだ。慕っている先生に家族がいたりするのがなんとなく気持ち悪いみたいですけど、それを我慢しているところなんですよね。家族の問題で忙しいとメールが返ってこなかったりするでしょ。

メールが返ってこないとかいうのが大地君にとってはとてもつらいんですね。

そうみたいです。

私たちが忙しくてメールができなくてさみしいな、と感じるのとは別の次元の不安だと思います。私が対応している人の様子を見ていてもそう思います。私たちはメールが来なくても相手の存在やその人の思いというものを想像し続けることができていますが、あるタイプの自閉症の人にはそれができないようです。そのような人はメールが相手の存在を確かめる手掛かりになっているようです。もしかすると大地君にも似たようなところがあるのではないかと思いました。

なるほどね。そういえばそうですね。

コミュニケーションの大変さとは？

言葉が苦手で、文字が唯一のコミュニケーションの手段の人もいます。そういう人にとってはメールでのコミュニケーションは重要です。

私は返事が返ってくるとすごくうれしいです。すっごい単純な感情です。そしてそういう単純な感情を大事にするんです。

今ここでみんなで話をしていますよね。

はい。

そうするとこれは文字ではありませんよね。

はい。

そういう音声言語は、次から次に消えていきますよね。そのことは気になりませんか？

前は気になりました。今はそれほど気になりません。

前は気になったというのは？　次々に消えていくということが気になっていたときの様子をちょっと教えてください。

そうですね。すべてを覚えていなきゃいけないと思うからですね。

そうするとメールだと記録に残りますね。

はい。

僕はそこんとこいっぺん訊きたかったの。一つの可能性として、今のあなたの答えを考えていたの。もう一つは、会話というのは、追っかけられているような気がしないかと思って。こっちがしゃべるとすぐに向こうがなんか言うでしょ。そして向こうがなんか言うからまたこっちもなんか言わなきゃいかんでしょ。そうすると、次々せかされているような気がするんじゃないかと思って。

実は私、それあります。文字のほうが得意なんですね。今はそこそこしゃべりますが。追っかけられている感じがするんです。変化ができないので、どんどん先に進むと不安です。

メールと違って、リアルタイムで流れていくでしょう。

スピードがあると聞き取りづらくてどうしよう、と思います。そしてその不安感があると、よけい聞き取れなくなります。

メールは自分のスピードでコミュニケーションできます。

そうですね。

そうだね。自分の脳にとって適切なスピードでできるね。
ハイパーエモーショナルな親が子どもの発達をめちゃくちゃにするっていうの、あれもそうなんですね。音声情報とか感情の情報をまぜて一緒にぱーっと送り込むと、脳が全部処理できないんですね。

そういう体験を話す当事者の方もいますね。

僕はずいぶんそれで過去に患者さんを混乱させてね。

はあああ。そうだったんですか。

僕はさらに反語とか皮肉とか好きなんでねえ。

それは混乱しますよね。

人々にどうわかってもらうか？

今特別支援教育で専門家チームにいるんですけど、高校の先生方に発達障害について話をさせていただいています。どうお話すればいいでしょう。そこのあたりを教えていただきたいんですが。

確かな知識というのは、ほとんど粗探しなんですよ。粗探しからは何もクリエイティブなものは生まれてこない。

そして、みんなみんな発達障害と言わないと。

あ、それは話しています。

私だってそういう傾向がちょっとはあるのは自覚しているけど、本人の前では言わないんです。どうしてかというと、苦しみの質が本物の発達障害の人とは違うんで、失礼な気がするんです。本人の前で「私もそうよ」って言うの。

ちょっと挑戦的に言うとね、「発達障害」という言葉が出てきて、誰がどんな風にトクをしたでしょうか。というの。

ふーーーーん（↑みんなあまりよくわかっていない）。

頑張るっていいことなの？

ところで先生、「頑張り」はよくないんですか？

緊急事態では頑張らなきゃいけないね。火事になったら頑張って逃げんといかんでしょ。

そうですね。

レイプされそうになったら相手やっつけんといかんし。頑張るというのは緊急事態に発揮されるものであって、長く持続的にするものではないんだ。

長く持続的にするとどういう悪いことがあるんですか？

くたびれるでしょ。

はあなるほど。じゃあやっぱり頑張らなきゃいけないときには頑張るべきなんですね。そこがよくわかんなかったです。私は頑張ることを百パーセント正しいことだと思ってきましたが、発達障害の人にはそれが通じないことがあります。それは私が疲れにくかったり手を抜くのが上手だから、きっとそこが違うんですね。

自己実現

まあそれでも、頑張るのはいいことだとやっぱり思うけど。ちゅん平さんだって頑張って回復したもんね。

私の身近にいる人はみんな状態よくなっているけれど、それは本を書くからかもしれないですね。本を書くとちょこっと自己実現するでしょ。

よくなる、って、知的能力が伸びている感じなんですか？

というより生きる力ですね。スルー力とか。

精神療法の到達点はなんだろう？

自己実現でしょう。

じゃあ自己実現ってなんだろうって何年か考えました。結論としては、遺伝子ができるだけ開花することだろうと。

すごいです。感動します。

遺伝子のプログラムができるだけ開花して実現することが自己実現なんだと考えるようになった。それで今は「鵜は鵜のように、烏は烏のように」と全国に言って回るようになりました。

発達障害は発達障害なりの遺伝子で開花すればそれでいいということですよね。

自己実現といっても、本人が自分のことがわからないと自分の達成したことに対する満足というのが起こりにくいのかなあとも思うんですが。

あのね。じゃあ自己実現が達成された、という状態はどうしてわかるかと。それはね、わかるんですよ。のびのびなりますし、寛容になります。自己実現している人は、硬いところがなくなりますから、フレキシビリティが高まります。どんな頑固な人でも鋭い人でもフレキシビリティが高まります。だから自分でわかりますよ。

私はそこまでいった人に出会えていないようです。私が知る発達障害の人の中には自分のことがよくわかっていなくて、非現実的な目標をもってしまっていて、それを達成できなくて自分はだめだと自分を責めることを繰り返している方もいらっしゃいます。

藤家さんならわかると思うけど、よくなってくると目標が現実的なものになっていきます。

よくなる、ということの中には自分のことがわかってくるというのが含まれるんですか。

含まれます。あと僕がみんなによく言うのは、ヘンゼルとグレーテルのお菓子のおうちね。あんなとこに行ったって、ほとんど食えやしないですね。

わはは。たしかに。胸焼けしますね。

つまり絵に描いたもちは、ちょうど食べごろの大きさじゃだめなんですよ。百倍くらいないと。

実際にもちを食おうと思ったら、これくらいしかないけどいい？　とかいって小さいもちが出てきて、それで満足するんですよ。

定型発達の人であれば自己実現しようと自分なりの大きな目標に向かっていくと思うんです。その途中で失敗を繰り返しながら目標を自分にあったものに修正していったりすると思うんです。それは自分がわかっているからというのと、自分の失敗というものを客観視しているからだと思うんです。

けれども自閉症スペクトラムの方の中には自分にとって的確な目標が認識できていない方とか、自己を客観視するのが難しい方が結構多いと思うんです。そうすると失敗しても失敗してもその目標に到達できないということがわからなくて、他の成功している自閉症の人を見て自分はあそこまで行けるはずだと思い込んで目標を変えられずに、燃え尽きてしまうことになることがあると思うんです。

だから自閉症の人に自己実現を達成してもらうには、ある程度その人の能力とか適性をあらかじめ教えておくことと、目標に向かうプロセスにおいて失敗したとき、その理由をアドバイスすることが必要だと思うんですけど、それはどうでしょうか。

助けてあげるという意味では役立つと思うけど、それは付加的なものだと思います。目標を立てて、それに向かってやっていく。それで失敗して、修正してやっていく。こいつをやった人は、一般の人の中にもほとんどいないです。

ほんとだ～。

でも理屈としてはそうなんで、こいつをどんどんどんどんフラクタル（部分の中に見られる全体の相似形）で小さくしていくと、今日一日、たとえば今日は外出してみようという自己実現の目標を立てて、ちょっと運動してみようかとか、朝天気悪そうだから昼から出かけようかとかできるでしょ。それは、大きな目標の縮小版ですね。それで藤家さんがやってきた「やってみたらできた」っていうのが、ふつうの人がやっている自己実現の道なんですよ。

その瞬間瞬間に出てくる喜びが、外側から押し付けられた価値観とあまり縁のない喜び、充足感であったときには、喜びがとてもピュアなんですね。

で、フラクタル的な構造の中で行われる自己実現の動因となるものが何かというと、「内なる促し」だ。あと僕が患者さんによく言うのはね、朝起きたときに「今日何したい？何かしたいことあるかな」と何度も何度も自分に聞きなさい、と。で、今日何したいか答えが出なかったら、今から起きて朝ごはんまでの間に何したい、とか、小さく小さくしてみるんです。で、したいと感じることがあったらしてみて、それを毎日やっていく。そうすると内なる促しにしたがって行動するという習慣が脳の中でできるから。これが、「内なる促しは神の声である」ということだろうと思います。

自己実現ってどれだけ自分で幸せを感じられるかだと思うんですよ。だから、先生がおっしゃったように、目標をどんどん小さくしていく。私の場合はスピッツが好きなので、ライブが半年後にあるとしたら、ライブに行くためにまず半年間は我慢しなきゃいけないとか。二時間以上立ちっ放しでいるためには体力が必要だから、今週は一週間歩いて体力をつけよう、とか。それで、体力をつける一週間のためには、一日一日を生活してい

かなきゃいけないから、ご飯を食べられたことや、お風呂に入れたことや、一時間単位でもいいので時間を費やすことができたということに、小さなことに喜びを感じながら生きていくんです。そうすると、その喜びはすごくピュアっていうか、何者にも代えがたいですね、自分でやったことなので。だからそういう小さな喜びを積み重ねていって、それがいっぱいたまったときに、自分が最初に想定していた自己実現より低いところでも、自己実現を感じられるようになってくると思います。

そうですね。岩永先生ご自身が、高校のときから作業療法士になりたかったというまっすぐな方じゃないですか。でもそういう方ばかりじゃないですよね。

だから自己実現って、最終目標の手前で何度も何度も小さい自己実現を繰り返して、気づいてみたら最終目標にたどりついていた、みたいな、かたちになるんじゃないかと思うんです。

思い描いていた人生と違っても幸せなことってたくさんあると思うんだけど、最初からかっちり目標を決めてしまうと、ぴったり合わなかったときに、とくに自閉症の人って、違いに弱いので、本当なら感じなくていいフラストレーションを感じちゃうんじゃないかなという気もしますね。

まっすぐな人生はとんでもなく間違うことがあるけど、曲がりくねった道はおおよそ正しい。

ふふ。
到達点がまあまあ正しいからいいよね。

社会が変わったから生きにくくなったのか？

発達障害の子は、親も多少発達障害の遺伝子を持っているね。でも職業を持って結婚して子どもを作っているわけだから、それだけの発達経過は持っているわけだ。だからそこまでは行くんじゃないかな、と僕は考えているんです。

われわれが会うのは社会生活が難しい人でしょう。それで、親に会ってみると、そういう要素は親から来ているのがわかる。でも親はまあふつうに生活している。ちょっと風変わりな人だったりはするけど。

そこでよく出てきちゃう論議が、社会が変わったから生きにくくなったということなんです。そういう主張の専門家多いですよね？

多いです。数的には変わってないけれど、社会が変わったから多く見えるようになったという専門家は。

私はその考え方はちょっと違和感があるんです。だから社会が変わればいい、とすべて変化を社会の方に求める考え方は違うんじゃないかと思う。私も、社会が今のままでいいとは思わないけど。先生も「すべてを社会のせいにする今までのやり方ではうまくいかない」と書いていらっしゃいましたが。

それほど社会は変わってないよな。

そうですか。

その議論はね、この子の発達障害の遺伝子は親から来ている。じゃあその親が育った時代の環境と今の環境のどこが違うか、という研究に進まなければ、言い訳にすぎません。

あ、そうか。

よい着眼点というのは、プレグナントなものです。だから「時代が変わった」と言ったら、じゃあ漠然と指し示しているものはどのファクターだろうか、という発想が湧いてこなければよい着眼点じゃなくて、ただの合理的風な言い訳にすぎません。親を集めて、親の成育歴を訊いて、社会学的に切っていけばいいでしょう？　あなた、その研究おやりになったらどうですか？　まだ世界にないでしょ？　と言っていじめるのよ。

専門家は、発達障害者の未来は暗いと考えているんですかね？　どうしてよくならないという考え方が専門家の間に多いんですか？

本当は発達障害者の未来が暗いのではなく、発達障害に対する治療者のサービスの技術の未来が暗いんでしょ。でも発達障害者がよくならないことにしておけば、自分たちの未来は暗くない。

それじゃあ困ります。先生はかしまえりこさんとの共著の本の帯にこういう言葉を書いていらっしゃいました。「臨床知の基底は理論図ではなく、さまざまなモデルである。それらが現場での発想を導く」。

これだけ、診断がついたあと工夫を重ねることによって生きやすくなっている人が増えているのですから、「発達障害者は発達する」ということを前提に研究を進めていただきたいです。

それをしないといけない。臨床から得た知見で、新しい診断と治療を切り開いていかなくてはいけない。本当に役立つ診断と治療は、ＤＳＭの中からは出てきません。

じゃあ次の章では、そのことについて教えてください。

そうだね。でもその前に、岩永先生のご子息の治療をしましょう。もういらしているんでしょ。

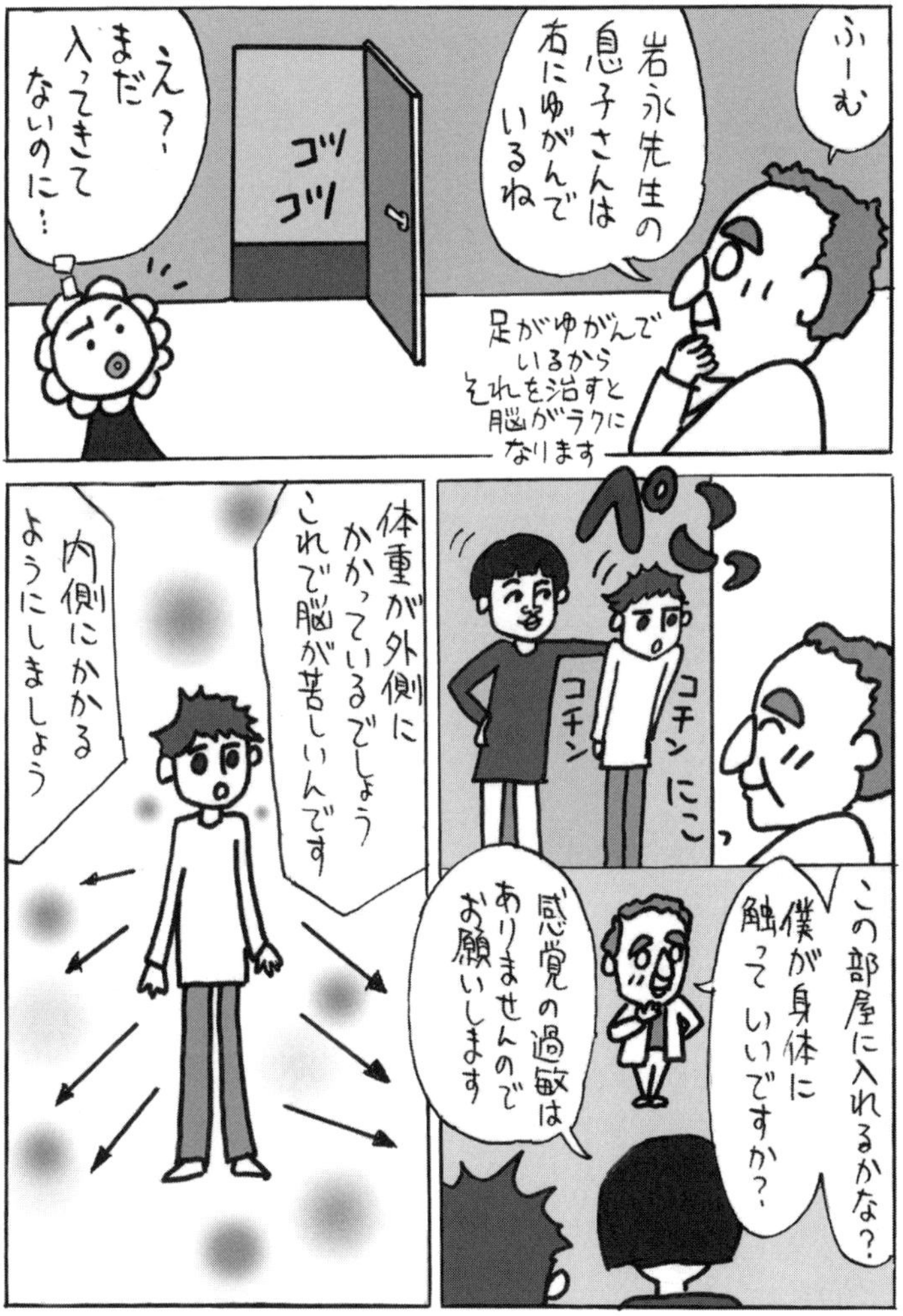
ふーむ
岩永先生の息子さんは右にゆがんでいるね
足がゆがんでいるから それを治すと 脳がラクになります
ゴツ ゴツ
え？ まだ入ってきてないのに…
ペこっ
コチン
コチン
にこっ
この部屋に入れるかな？
僕が身体に触っていいですか？
感覚の過敏はありませんので お願いします
体重が外側にかかっているでしょう これで脳が苦しいんです
内側にかかるようにしましょう

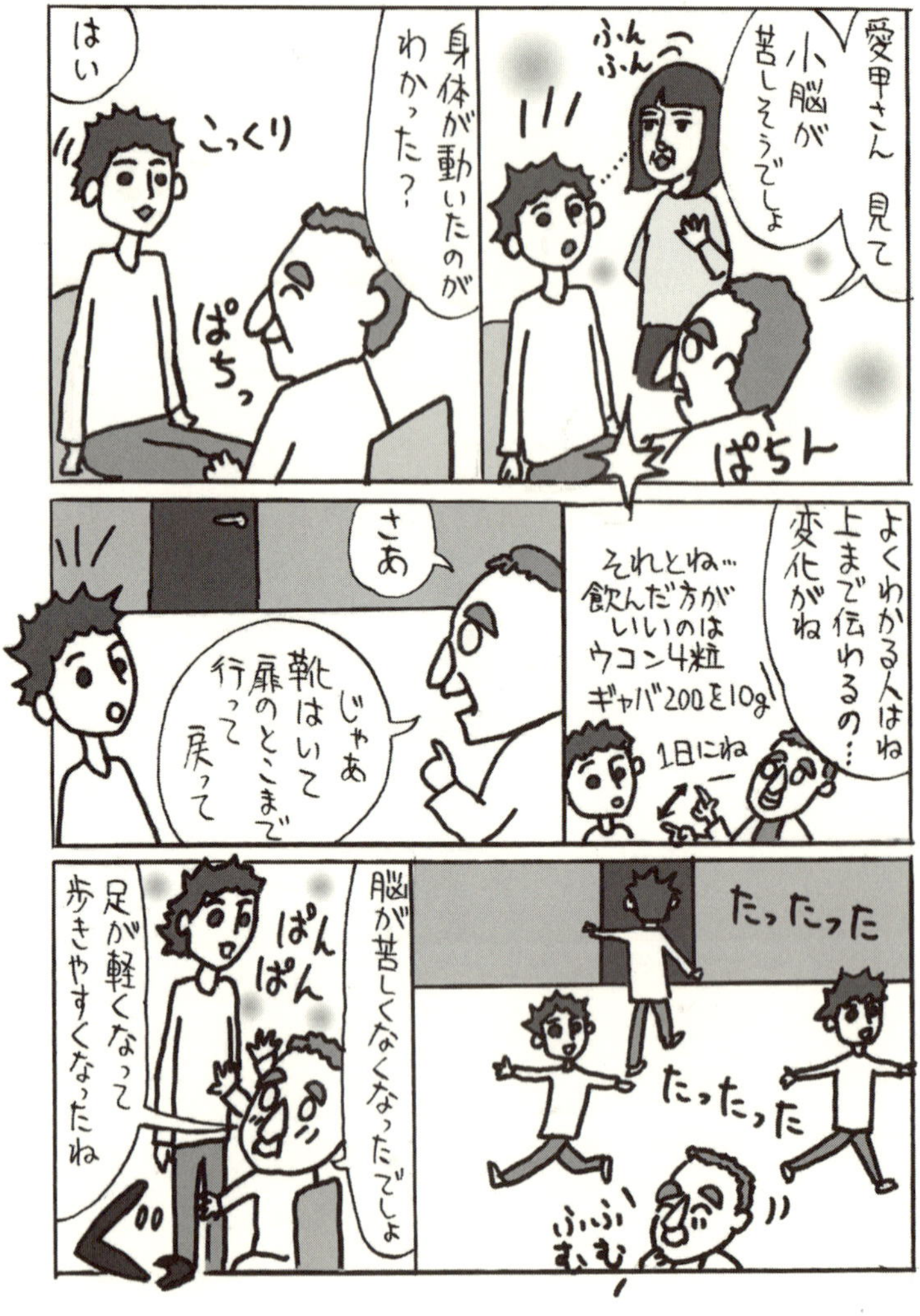

愛甲さん 見て
小脳が 苦しそうでしょ
ふん ふん
ぱちん
身体が動いたのが わかった？
はい
こっくり
ぱちっ
よくわかる人はね 上まで伝わるの… 変化がね
それとね… 飲んだ方が いいのは ウコン4粒 ギャバ200を10g
1日にね
さあ
じゃあ 靴はいて 扉のところまで 行って 戻って
たったった
たったった
ふふ むむ
脳が苦しくなくなったでしょ
ぱん ぱん
足が軽くなって 歩きやすくなったね

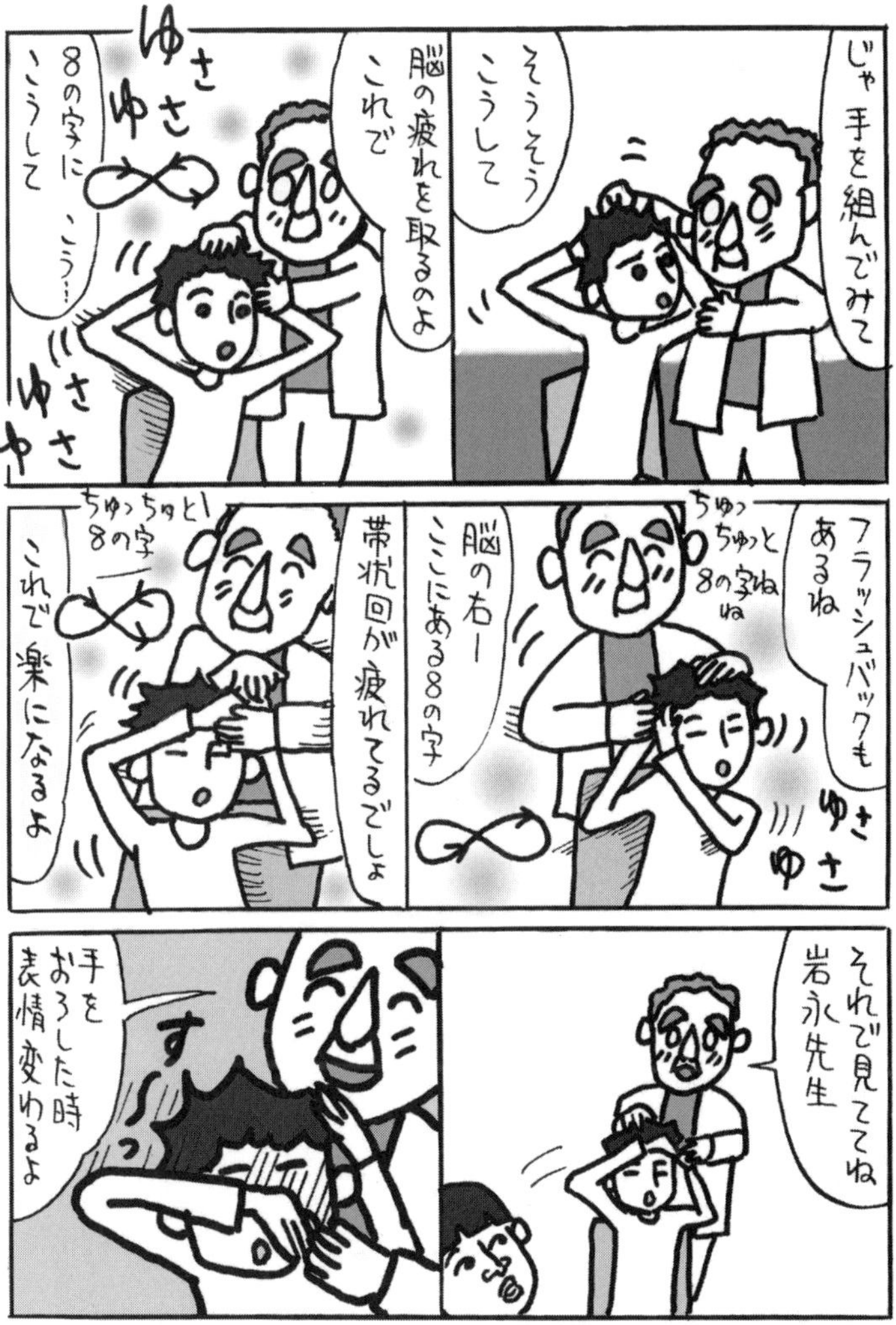
じゃ手を組んでみて
そうそう こうして
脳の疲れを取るのよ これで
ゆさ ゆさ
8の字に こうして
こう こう…
ゆさ ゆさ
フラッシュバックも あるね
ちゅっ ちゅっと 8の字ね ね
脳の右ー ここにある8の字
ゆさ ゆさ
帯状回が疲れてるでしょ
ちゅっちゅっと! 8の字
これで楽になるよ
それで見ててね 岩永先生
手を おろした時 表情変わるよ
すっ

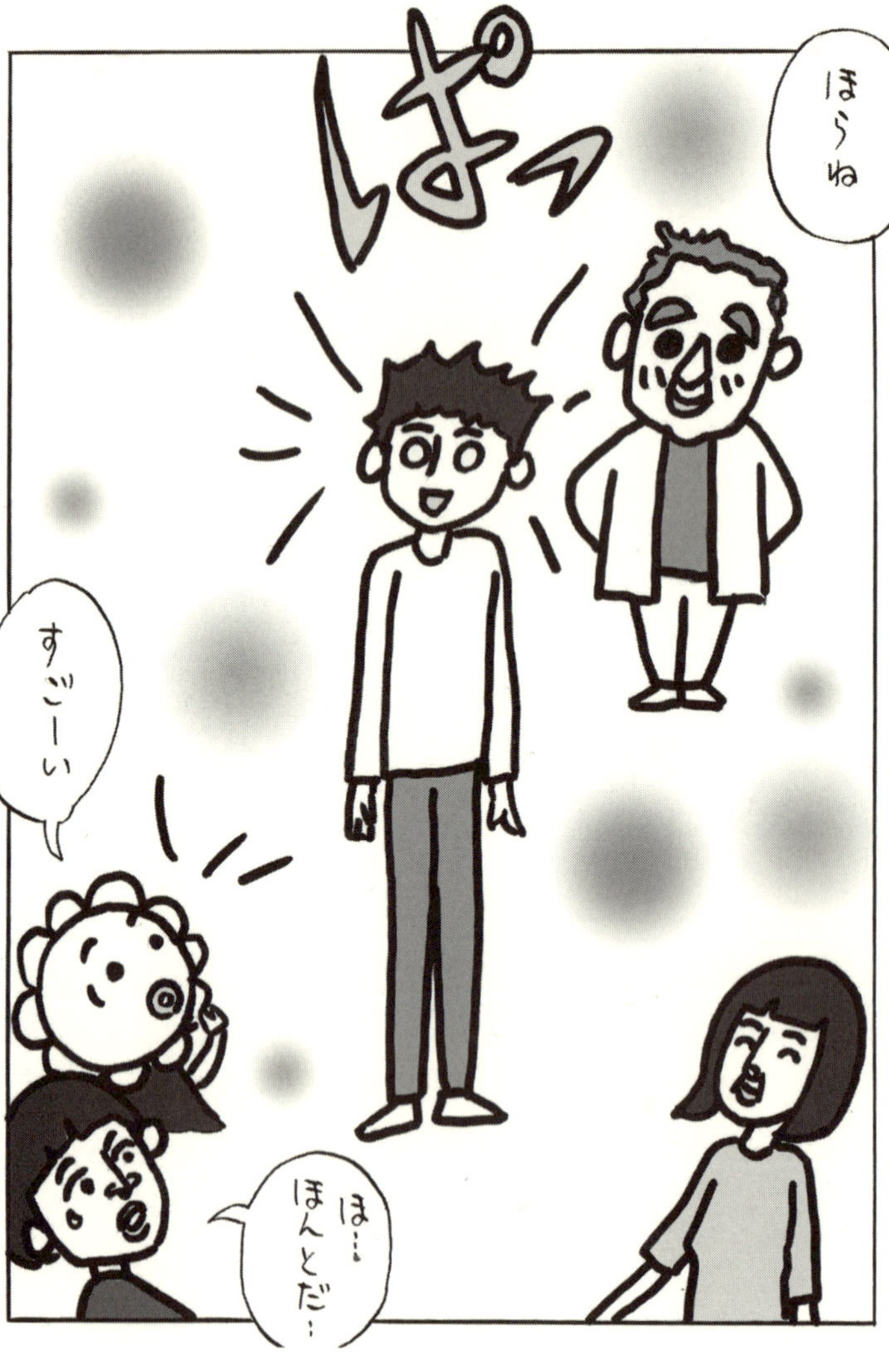
ぱっ
ほらね
すごーい
は…ほんとだ…

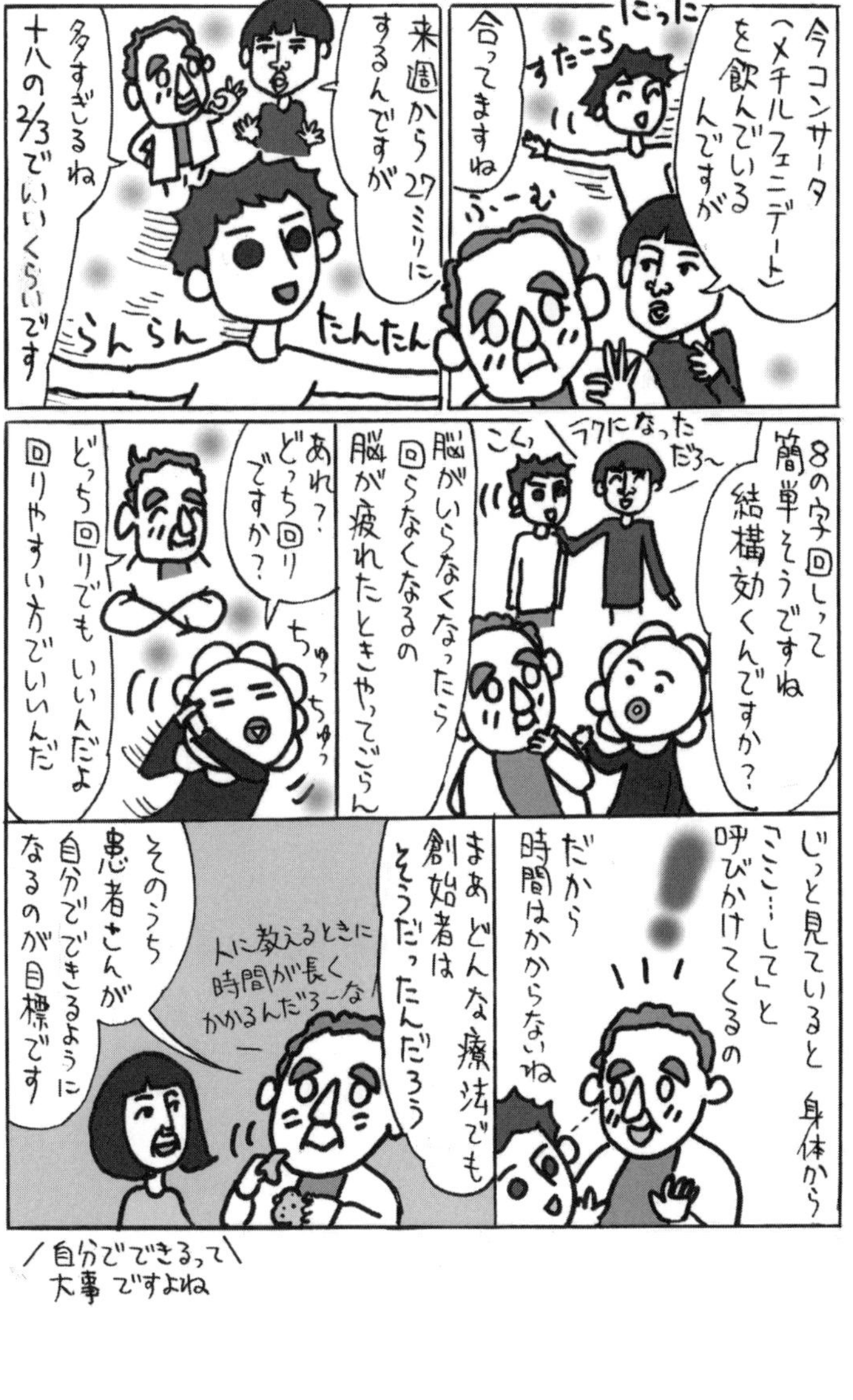
今コンサータ〈メチルフェニデート〉を飲んでいるんですが
たった
すたこら
合ってますね
ふーむ
来週から27ミリにするんですが
多すぎるね
十八の2/3でいいくらいです
らんらん
たんたん
8の字回しって簡単そうですね
結構効くんですか？
こく
ラクになっただろ〜
脳がいらなくなったら回らなくなるの
脳が疲れたときやってごらん
あれ？どっち回りですか？
ちゅっちゅっ
どっち回りでもいいんだよ
回りやすい方でいいんだ
じっと見ていると身体から「ここ…して」と呼びかけてくるの
だから時間はかからないね
まあどんな療法でも創始者はそうだったんだろう
人に教えるときに時間が長くかかるんだろーな
そのうち患者さんが自分でできるようになるのが目標です
自分でできるって大事ですよね

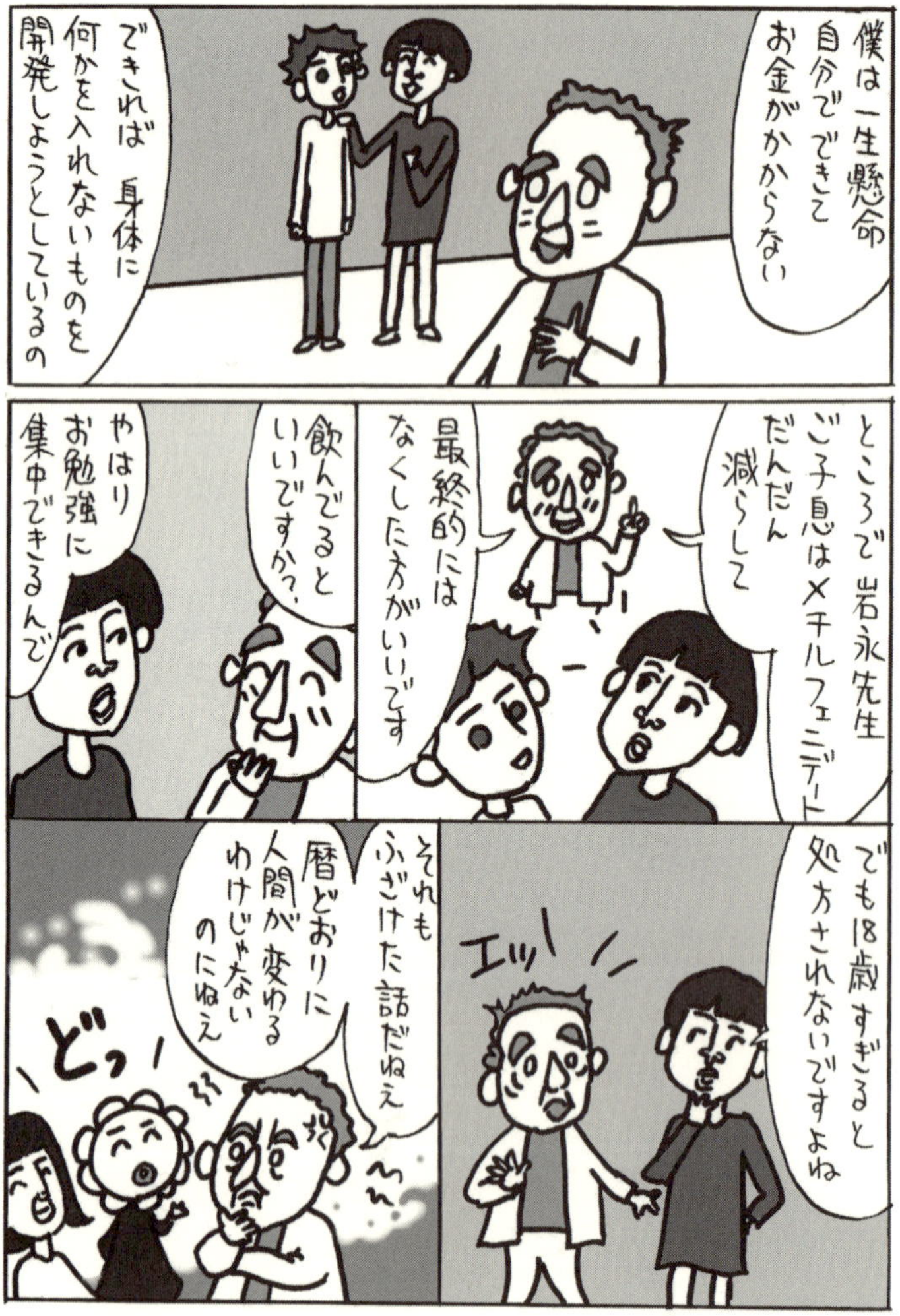
僕は一生懸命自分でできてお金がかからない
できれば身体に何かを入れないものを開発しようとしているの
ところで岩永先生ご子息はメチルフェニデートだんだん減らして
最終的にはなくした方がいいです
飲んでるといいですか？
やはりお勉強に集中できるんで
でも18歳すぎると処方されないですよね
エッ
それもふざけた話だねえ
暦どおりに人間が変わるわけじゃないのにねえ
どっ

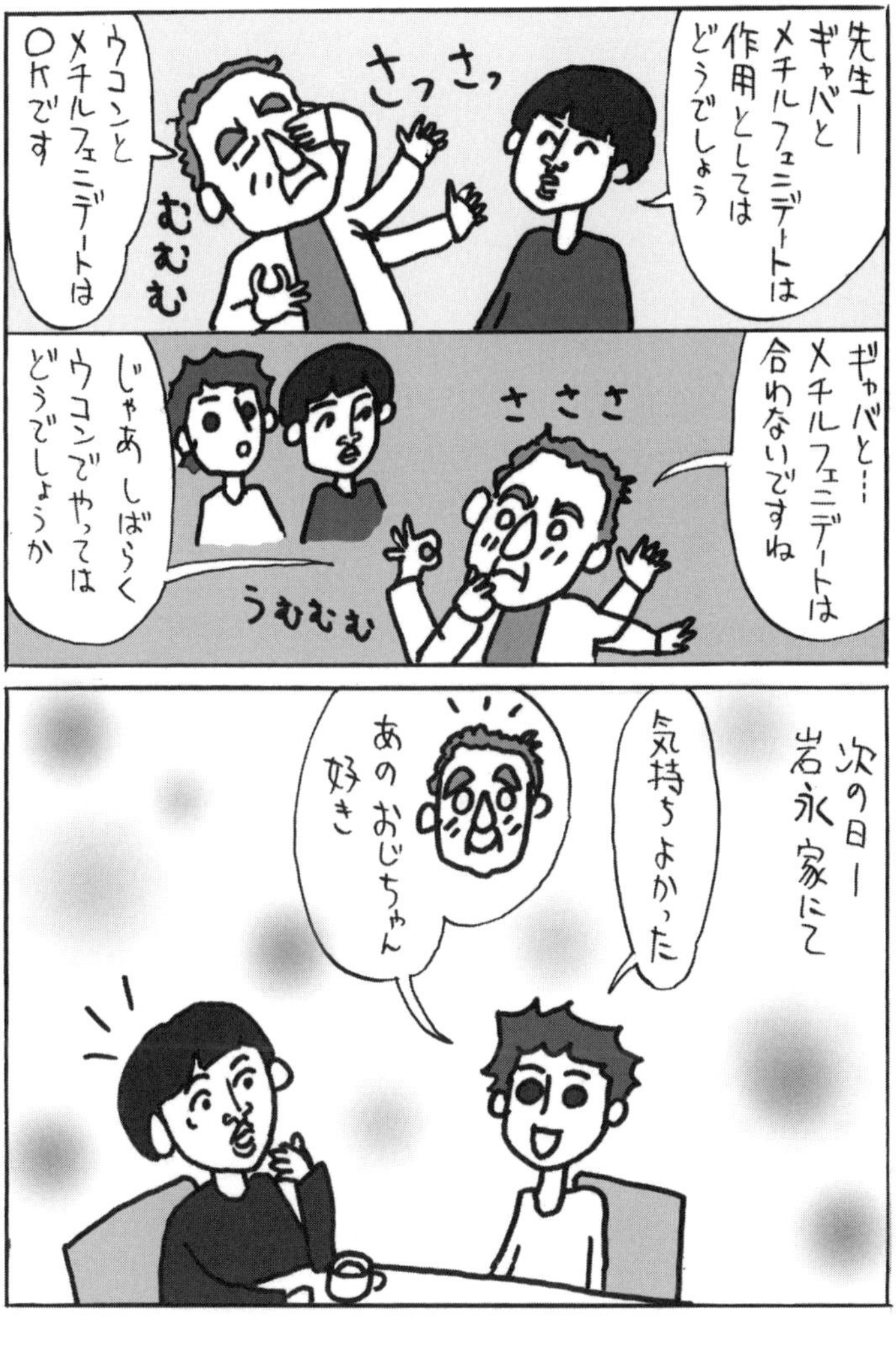
先生ー
ギャバと
メチルフェニデートは
作用としては
どうでしょう
さっさっ
ウコンと
メチルフェニデートは
OKです
むむむ
ギャバと…
メチルフェニデートは
合わないですね
さささ
じゃあ しばらく
ウコンでやっては
どうでしょうか
うむむむ
次の日ー
岩永家にて
気持ちよかった
あのおじちゃん
好き

〈第五章〉

治療に結びつけるための診断とは？

診断が粗すぎる

先生、今の岩永先生のご子息に対する治療、それに藤家さんに対する治療を見ていると「帯状回が疲れているね」とか、「小脳が苦しんでいる」とか、脳のどこが苦しんでいるかを特定され、そこに治療を施すということをされているように素人目には見えるんですが、ふつうのお医者様はＤＳＭなどの指標を基準に使われますね。

だから診断から治療のアイデアが出てきませんね。僕が診断をつけるときには「どういう診断のもとに治療すれば目の前の患者さんがよくなるか」が基準であって、ＤＳＭの基準じゃないんです。たとえば第二章で双極性障害とうつの鑑別の話が出ましたが、僕が双極性障害と診断する基準はＤＳＭではないの。僕が双極性障害と診断する人たちは「双極性障害と診断して診療を行うことがその患者にとってもっとも利益があるだろうと思われる人々群」なんです。

じゃあ先生ご自身は、ＤＳＭってなんのためにあると考えられているんですか？

共通言語を作ろうと思ったのね、医療者たちが。おたがいに話が通じ合うようにしようという目的で作られた共通言語なの。でも僕は、一番その患者さんにいいサービスができるように診断をつけることにしているから。

一番いいサービスとは？

僕にとっては、その患者さんが、薬が減るとか、いらなくなるとか、医者と縁が切れるとかですね。

たしかに、ほうぼうで「神田橋伝説」を聞くんです。ボロボロの状態だったのが先生のもとで治療を受けてすっかり元気になって帰ってきたとか。精神科ってずーっと通い続けて、それでもなかなかよくならないっていうイメージがあったので不思議に思っていたんですけど、そもそも先生は、診断のつけ方からして先生なりのお考えがあるんですね。じゃあ先生のお考えでは、本当はＤＳＭって必要ないんですか？

いえ、必要です。いまや、ＤＳＭなしには精神科医の仕事は成り立ちません。マニュアルで診断をするやり方は、自身が軽度の発達障害を持っている精神科医にせめてもできる方法です。そういう診断法をいつまでも続けることができる能力とは、その精神科医が軽度の発達障害だからです。自分も生きにくさを感じている頭のいい学生が、ＤＳＭがあるから自分にもできるんじゃないかと思って精神科医になる。そういう人が増えているのですから、ＤＳＭは今の医療現場に必要です。

・・・・。

とにかく今日の問題はね、診断が粗すぎるでしょ。アスペルガーとかＡＤＨＤとか高機能自閉症とか。本来千人千通りの病態が大雑把にくくられている。大事なのは、鑑別診断ではなくて今この人に何をすればいいかという視点です。そういう視点が粗い今の診断にはない。

友人である黒田洋一郎さんに言わせると、今の発達障害の学問が遅れたのはいっぱい分類したからで、これとこれが何とかとか、これとこれが重なっている場合はこっちのほうとか、もう実にくだらん。症状は本来複雑系だ。本来複雑系なものをデジタルに正確に切り分けようとすると、猛烈に手間がかかるんですよ。

要は知的障害も含めて、全部脳にシナプスの発育のおくれがあるだけのことだからね。だから現れるかたちは様々だし、一般の人との間にきれいな連続性がある。そりゃあね、軸索が一本少ないとか二本少ないとか、いっぱいいますよ。ちゃんと社会適応している人の中にもね。だから、みんなみんな発達障害だ。

シナプスの発育ミス

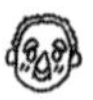
同じく黒田洋一郎さんに言わせると、遺伝子にプログラムされたとおり発達の段階でずーっとシナプスがつながるのは奇跡のようなものなんだそうですよ。人間の脳は、他

の動物と比べてあまりに大きいでしょ。シナプスがつながるには、遠すぎるところだってあるんだ。

ははあ。

そこまでは彼の考えなんだけどそこで僕がひらめいたのは、小脳と大脳前頭野の距離が一番遠い、と。じゃあ接合ミスがそこで一番起こるんじゃないか、と。

小脳は何をやって大脳前頭野は何をやるんですか？

大脳前頭野はプログラミングですよね、まあ。小脳は、昔は運動統合と考えられていたのだけど今はプログラムの貯蔵庫のようなものだと考えられていますね。他のところで作られた状況に対する対処公式が小脳に蓄えられていくから、いちいちゼロからプログラムしなくてもそれに類したものをぱっと持ってこられる、と。

ニキさんはいちいちゼロから考えることが多い人です。

小脳がうまく働かないと、前頭葉だけでやらなくちゃいけないからね。

あと体温調節とか、そのあたりもそうですよね。

そうそう。

最近ですね、拡散テンソル画像解析という脳の白質の統合性を評価できる技術が開発されています。それで自閉症スペクトラムの人が、前頭葉や帯状回と他の部位との連絡路に問題があることが発見されています。先生が考えられているような小脳と前頭葉の回路の問題もｆＭＲＩの研究から指摘されています。

僕は勉強せんので空想力だけなんだ。

でも当たっているようです。

距離が遠いからね、一番。

先ほど岩永先生のご子息にも薦めていらっしゃいましたが、小脳の不調には春ウコンがよく効くんです（編注：春ウコンと秋ウコンは別）。私は体温調節がうまくできなくて、夏も冬も弱かったんですが、春ウコンを飲むようになって丈夫になりました。不調が解消すると、ウコンがまずく感じるようになってほしくなくなるんです。

小脳に蓄えられるプログラムは自律神経系のプログラムとか運動のプログラムとか。記憶の貯蔵庫、手続き記憶の貯蔵庫としての小脳の役割というのが、だんだんわかってきていますね。

以前は小脳がやっているのはただの運動のコーディネーションとかそういう話だけだったんだけど。

体温調節というと視床下部かと思っていたんですが、小脳も関係あるんでしょうか。

体温調節の中枢である視床下部のところに行動指令を送るパターンが小脳に蓄えられているのかな。

まだ脳って全然わからないんですね。

ある部分が意外な部分に影響を及ぼしていることがわかったり、まだまだわかっていません。

でもわからんでもリハビリテーションしてよくなったりしているから。

まあよくなるのが一番なんですが。

だって無症候性脳梗塞なんてあるんだよ。おかしいでしょ。そんな無駄な脳なんてないよ。テストがまだできていないんですよ。

少なくとも最初に脳梗塞ができたときは何か事象があったんではないでしょうか。おそらく現在はなんらかの機能の代償が起こっているんでしょうね。

そうそう。代償しているの。

でも、今の診断技術では、その人が、脳のどこに発育ミスがあるかというのがはっきりつかめない。

だから、みんなみんな発達障害だけど、その中で社会適応が難しい人が医者のところに来るわけなんだ。その人たちに粗い診断をしても治療に結びつかない。教育現場での支援もそうじゃない？

ＷＩＳＣやＷＡＩＳはしょっちゅうとっていますけど、ヒントにはなりますが、やはり粗くてそれほどどうまく活用できないです。

そうでしょうね。

WISCやWAISで見られる能力は狭いですよね。もっと人間の能力というのは色々あって、たとえば運動とかは伸ばせる可能性があるんですけど、それも測定できませんし。

岩永先生のほうで何かいい検査はないですか？

一つの検査で網羅できる検査はありませんが、複数の検査、検査と面接・観察等を組み合わせることによって、プログラム作りにつなげています。

その方法はご自分で築き上げられたんでしょ？

だと思います。

ですよね。そういうのを、専門家のためのハウツー本におまとめになったらいいのに。そしてテストの部分を除けば、それは保護者向けにもなるでしょ。保護者は観察する時間がいっぱいあるから。家でのトレーニングにつなげることができるでしょう。これまでできなかったことができるようになったり、しばらくトレーニングしてあまり動かないなら、それは後回しにしようとか、そういうこともできるでしょう。岩永先生、そういう本書いてよ。僕は「精神科養生のコツ」(岩崎学術出版社)を書いたけど。

じっくり読みました。とても参考になりました。

ありがとう。これは患者さん向けに書いたけれども、専門家の役にも立ってますよ。ここがいいからとか言ってみんなコピーして患者さんに渡してくれるの。

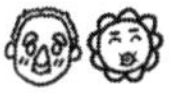

販元としてはコピーしないで買ってほしいです。
コピーもらった人は本買ってくれますよ。

リハビリという発想

メール
岩永→浅見
件名：大地君の写真を見て気づいたこと

大地君のかけっこの写真を見て気づきましたが、おそらく大地君はまだ正中線（編注：身体の真ん中の線）を越えた動きが獲得できていないと思います。

それがかけっこやボール投げの難しさにつながっていると考えられます。

正中交叉の問題があるときには、バランスの問題との関連を考える必要があります。

おそらく大地君はバランスの問題を昔から持っているのではないでしょうか。

ヒトはある姿勢を獲得したときに最初から正中線交叉をするわけではありません。たとえば、座位を獲得したばかりの赤ちゃんは座位の状態で身体の反対側に手を伸ばそうとしません。

バランスが未熟で座っているのでやっとなので、身体を回旋させることができず、身体の反対側に手を伸ばすどころではないのです。

同じく、歩行ができ始めた時期にも歩くのがやっとなので、立ったまま体軸の回旋ができません。ですから、よちよち歩きの赤ちゃんは胸部と骨盤がつねに同じ方向を向いています。つねに身体全体が真正面を向いた状態で歩きます。この段階では、体軸が回旋していないので、立ったまま手を身体の反対側には伸ばすことはできません。

一方、大人の歩行はどうでしょうか。上半身は真正面を向いていますが、歩行中体軸をひねっているので骨盤は左右に回旋しています。骨盤をベースに考えると上半身が回旋運動を起こしています。

これができるのは重心がぶれても適応できるだけのバランスが発達しているからです。歩き始めの赤ちゃんに体軸の回旋をさせると重心のぶれに適応できず、転びます。

このように大人の歩行中や走行中には骨盤ベースで考えると上半身が回旋しますの

で、手が身体の反対側に出ていることになります。

つまり、ヒトは成熟した歩行や走行を行う中で正中線交叉を体験しています。

そこで、大地君に勧めたいことは、バランスを育てる活動や体軸をひねる活動です。平均台の上を歩くことを繰り返すことは一つの方法です。自宅では、ビニールテープを床に貼り、その上を落ちないようにわたってもらうと良いでしょう。そのときに横歩きではなく、進行方向を向いてわたることが重要です。

平均台やビニールテープの上を歩くときには骨盤が大きく回旋します。上半身がぶれなければ大きな体軸のひねりが起こります。

歩いたり、走ったりするときには腕を大きく振るようにさせてみてください。しかも、まっすぐ前ではなく身体の反対側の斜め前方向に手を伸ばすようなイメージを教えてください。ふだんの動きの中で体軸のひねりがたくさん入るように工夫することが必要です。

それから、野球でバッターをさせると正中線交叉の練習になります。正中線交叉が苦手な子どもの中にはバットと一緒に身体が回ってしまう子どもがいます。下半身をしっかりと安定させ、上半身をひねって打たせるように指導すると良いでしょう。

似たようなことで以前、チャンバラで斜め切りの練習をさせて体軸のひねりを教えたこともあります。

　野球の投球の動きも工夫して教えると良いでしょう。右利きであれば相手のほうに左足を出して相手に向かって90度右を向いて立たせて投げさせるようにしてみるといいでしょう。投げるときに左足を大きく前に踏み出すように指導するだけでもずいぶん身体のひねりは入ります。

　また、作業療法士の中にはカヌーのパドリングを正中線交叉の学習のために教えた人がいます。

＊　＊　＊　＊　＊　＊

先生、たとえば大地君に先日岩永先生は、「正中線を越えた動きができていない」とアドバイスされました。それで大地君は今、先生にいただいたアドバイスに基づいた運動をおうちや学校でやっているわけです。正中線が越えた動きができないということは、脳のどこかにバグがあるわけですよね？　それでその動きができるようになったら、その今までバグがあった脳の部分が賦活されるということなんですか？

賦活される、もしくはバイパスができるんだ。生体というものは必ず健全な部分を使って障害された機能をなんとかカバーしようとするの。ないものをあるもので補ってい

こうとするの。不得意なことを得意なことでカバーしよう、なんとか補っていこうとするものなの。そう考えると図式が出てきて、生体内のドラマがはっきりして、ケアのあり方のアイデアが出てくるはずなの。

神田橋先生は、「バイパス作り」ということをよく言っていらっしゃいますが、そのためには感覚統合とか運動とかがいいと思っていらっしゃるんですか？

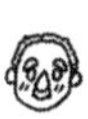
そう考えているんです。だから、本人の発達が妨げられずより順調にいくようにかかわる方法がわかる本を、岩永先生に書いてほしいんです。

でも感覚統合だけじゃありません。やはり子どもの遊びの貧困化が、発達障害の増加に大いに関係していると考えているんですね。昔なら遊びの中で自然に解消されていったような軽度の発達障害が、今はそのまま残ってしまっているのではないかと考えているんです。

僕は九大で講演をして、それが「難治症例に潜む発達障碍」という題で「臨床精神医学」（38（3）349－365、二〇〇九）に載っているけど、その中で僕のところに勉強に来ている小貫悟さんのお仕事に触れています。発達障害がある人のためのSSTの本を書いて、それがとても売れたんだけど、中を見たら昔の遊びがたくさん書かれている。そういう昔からあった遊びは非常にたくさんの情報処理を並行してやらなければならないようにできているんですね。今の遊びはその点、トレーニングになりにくいです。

自閉症の社会性の障害などにどう影響があるかはわかりませんが、運動は脳の発達に効果的ですよね。運動企画課題は様々な情報処理能力の基礎を育てるでしょうし、単純な反復運動も脳の伝達物質のバランスを整えるのにいいでしょう。

そういえば、ジョン・レイティという先生の本で、「脳を鍛えるには運動しかない」（NHK出版）という本が出ているんです。

脳を鍛えるには運動しかないねえ。僕が『現場からの治療論』という物語」（岩崎学術出版社）を書けたのは、機能が構造を変えるとわかったからです。それまでは構造が機能を決定するとされてきた。それがそうじゃなくて機能が構造を変えるということがあるはずだとわかってきた。それは組織論にもあるでしょ。組織がある機能を発展させていくと、仕方なく構造が変わらざるをえない。それと同じことが、ミスター・ジャイアンツの長島さんなんかのリハビリの成果を説明するんだと思う。そうなると、岩永先生の話になるわけ。運動以外に脳は変わらないと。しかし、言語運動というものも運動だろう。でも言語運動に携わっている脳のエリアはすごく狭いだろうね。

身体を動かしたほうが使われるエリアは広いです。

機能が構造を変えるというところでジョン・レイティ先生が引用している研究があるんですけど、一定時間運動するとＢＤＮＦ（神経栄養因子）が増えるそうです。そして運動をすると神経構造が変わる、神経細胞が増えるというデータもあります。

それで、頭悪いからのみこみにくくて申し訳ないんですが、どうして岩永先生だったんでしたっけ？

バラエティに富んだ発達障害の人を、いくつかの部分に分けて記述でき、リハビリにつなげられる人だと思ったからです。

リハビリ……。

もちろんＳＳＴも必要です。ＳＳＴによってたとえば不適切な発言が減れば、ネガティブなフィードバックが減るし、そうすると二次的な問題はずいぶん軽くなるでしょう。

でもＳＳＴっていっても、身近な人のなかでうまく振舞う方法と、社会全般でうまく振舞う方法の両方が必要でしょ。身近な人の中でうまく振舞うＳＳＴは結構やっている人が多いけど、それだと社会全般には通じない。それと発達障害の人はリラクゼーションが苦手でしょ。つねにテンションが上がっているというか。リラックスしなさい、というとリラックス頑張ります、みたいに。

で、リハビリにつなげるためには脳神経の仕組みを簡単にわからなくちゃいけないんですよね。

そうです。こういう特徴がありませんか、とか。そういう人の場合はこんな遊びがいいですよね、とか。

家族ならできることがたくさんあります。

家族のほうが治療意欲があるんですね。本人よりも。本人は困り果てて混乱していることが多いでしょ。でも、家族の治療意欲に見合ったハウツーがないんですね。たとえば、昏睡の人なんかの家族は、何もできないと歯がゆい思いをします。中井久夫先生が、足の裏をくすぐるという方法もあるとおっしゃっています。それが脳の活性化に少しでもつながるのなら、家族は喜んで足の裏をくすぐります。そうして、ときどきぴくんと動いたりするとそれだけで喜びでしょ。

でもその前に、発達障害者は発達するって信じてもらわないと。脳の機能が発達するともらわないと。

だって知的発達遅滞の人は知的に発達します。

はい。します。私は自分の仕事を通じてそれを経験しています。

私もそうです。発達しますよね。知的障害のある方も。

うちの知的障害のお手伝いさんもそうです。

知性はもっとも汎用性が高い能力です。だからそこに障害があると不便です。でもバイパスを作ることは可能です。

うちにいる知的障害のあるお手伝いさんは僕の小学校の同級生なんだけど、知能テストすると五歳児の知能しかないんです。計算できないし、自分の名前しか書けません。三十歳くらいからずっとうちにいるんだけど、このころはもう、ものすごく頭よくなって。

ほおおおお。

われわれは衰えていっているけど、彼女は七十になってもまだ伸びているんです。発達している。四年くらいまえに、電話がかけられるようになりました。ダイアル式のときは難しかったんだけど、プッシュホンになったら電話のボタンを自分で紙に書いて、やり方発明してかけられるようになった。そして「先生、電話がかけられるようになったの。どこかかけてあげましょうか」なんて子どもみたいに喜んでいる。で、ものすごく記憶力がいいの。電話のところによくかけるところ二十くらい書いてあるんだけど、僕が探していると、「これじゃないですか？」と場所で覚えていて教えてくれるの。字は読めないんだけど。あと犬の鳴き声の識別で、誰が来たか当てるの。「あ、クロネコヤマトの人が来たって犬が吠えてる」とか。

すごいですね。

だからね。発達障害は、部分的発達遅滞であるという言い方はできるんですよ。

ああ、なるほど。本当にそうですね。結構勉強熱心な自閉症の人って四十になっても五十になっても伸びていきそうな気がするんですよね。みんなが落ちていきそうなときに。

すごいのはね、高齢者の認知症の病棟にいる知的障害の人が病棟を仕切っている。どんどん頭よくなっているからね。で、人を助けたり車椅子押したりね、「だめよそんなことしちゃ」とか注意したりね。人に親切にしたり。そうすると、だんだん精神状態がよくなるんだね。役に立つ人になったもんだからね。

進行性じゃない知的障害の人は成人してもどんどん伸びていきますよね。

頭のいい人はぼけるけど、もともと知的に障害のある人は老人になってもぼけないね。

じゃあニキさんは大丈夫だ。「先天性お年寄り」って自分で言っているから。

ニキさんは会うたびに伸びていますよね。

私が以前働いていた知的障害者施設にもひとり頭がよくなった男性がいます。彼は今六十五歳くらいですがたしかに頭がよくなっています。五十歳の時に私と一緒にクッキング活動をしていたんですけど、当初は何も選べず、何も決められなくて、四歳くらいの知能だったんですね。いずれ一人暮らしをするのが夢だったんですけど、今はその夢をかなえて、作業所に通ったりしています。

精神発達遅滞者はすごく適切な表現形で、ゆっくりゆっくり発達するの。

じゃあ長生きしたほうがいいですね。

で、その人もクッキング活動していた一年で四歳から六歳になったんです。生き生き感というか、そこで目標があったり生きがいがあったりできるでしょ。そうしたら知能が伸びたんです。

脳の可塑性の過大評価

でも、本当にそんなに脳って変わるんですか？ にわかには信じられない方が多いと思うのですが……。そして、どれくらい変わるんでしょうか？

今はね、脳という言葉と心という言葉の使い方が混乱しているから、心の改変可能性が大きく見積もられすぎているの。小説を読んだり、色々な「心を豊かにする活動」などでは育成できないレベルがあるからね。

そうか。そういうことじゃたしかに、効果がないですね。

それとね、改変可能性のターゲットの定め方が実効性を欠いているの。もっとプリミティブな活動、たとえばどろんこ遊びみたいなものでないと発達できないトレーニングレベルがあるんです。無人島体験なんかはその後の話なの。発達っていうのは親亀の上に子亀が乗っているようなもんなの。そして、下のものほど上に影響を与えていくわけ。だから、どのレベルのトレーニングや体験がその子には必要なのかを見極める診断技術が必要なの。

発達障害が増えた理由

じゃあ発達障害の人が増えたのも遊び方の変化に理由があるんでしょうか？　たしかに私たちの子ども時代は都会でもまだまだ身体を使って遊ぶ場所がありましたし。

親も軽度の発達障害を持っていることは多いでしょう。だから遺伝は関係しているでしょうが、それがなんらかの原因で倍加しているのでしょう。黒田洋一郎さんの言うように環境汚染の問題もあるかもしれないし、海が汚染されているからどうしても環境ホルモンの影響は受けやすいでしょう。また一部の研究者は、胎盤経由で環境ホルモンが子どもの発達に影響しているという問題に取り組んでいます。

もちろんさっき言ったように、ちょっとした発達の遅れは昔もあったかもしれない。でも遊びの中でそれが自然に癒されていったのかもしれない。僕はみんなにね、子ども時代にくだらんことをさせんとだめだと言っているんだ。

くだらんこと？

くだらんことというのは、ただただ脳の発育のためにしか役立たないこと。石投げたりへんなところにションベンしたり。そういうくだらないことを排してフランス語の塾にやったりすると、すごく脳の発達にはよくない。ピンポイントのところにしか電流が流れないからね。

ええ。そのとおりだと思います。

「くだらないことをしないとだめな人になる」って言って回っているんだ。発達障害の遺伝子もっていなくてもそうよ。有効なことばかりしている人はだめ。あとね、これも言ってるの。小さいときくだらんことばかりして、なんの役にも立たないことばっかりしていると、うつ病になってなんも仕事ができなくなったとき、なつかしい世界に戻ったんだから、自殺しないんじゃないか。でも小さいときから有効なことばかりしていると、初めての世界に入るわけでしょ？　何もせんという。それで絶望するんじゃないかと。

やはり昔からの正常発達の過程をたどっていかないと、あとから育つ機能がうまく乗っかりにくいと思います。やはり進化の過程をたどらないと、あとから乗っかる機能がうまく発達せずに偏ったものになりやすいんだと思うんですね。

僕はいつもそのことを思っている。

感覚統合は子どものころの遊びをもっと強力なかたちで脳に体験させるようなことを狙っているところがあるんです。

感覚統合訓練の本を読んでたら「あ、こら障害物競走だ」と思ったよ。

神田橋先生は治療で昔遊びとか勧めていらっしゃいますもんね。お手玉とか。

ともかくね、みんなに言っているの。人間の五感の中で視覚だけがあまりに使われすぎているから、視覚以外のものをもっとトレーニングするようにしてくださいと言っているんだ。

あまりにも視覚に偏りすぎていますね。

全部視覚だね。何しろ言語がね。視覚由来の単語とかが多すぎるんです。

コミュニケーションもメールとか多くなって、それも視覚ですしね。

ところで、「続々　自閉っ子、こういう風にできてます！」にニキさんが感覚統合検査を受けた場面のマンガが載ってたでしょう？　あの検査が見たくてね。見せてもらえないかな？

浅見さん、ニキさんには許可もらえますか？

もらいます。

ニキさんの検査ビデオを見てわかること

これはなぞり書きみたいなもんですか？

はい。骨盤のかたちをなぞります。この検査は、小脳系などの運動回路の問題を持っているかどうかを見られるんです。

そうなんですか。このテストは小脳系なんですか。先生以前は目と手の協調とかなんとかおっしゃっていましたけど、それより脳の部位を言っていただくと「あ、ほんとに脳の検査なんだな」ってわかります。

はい。それとＡＤＨＤなどの子どもが問題を持っていることが多い基底核の問題も、このテストに反映されてくることがあります。もちろん、この検査で障害部位を正確に特定化することはできませんが、感覚運動検査は脳のどこら辺がうまく働いていないのかを推定することには役立ちます。

初めて聞いた。ニキさんがここにいたらまた、「早く言えよ専門家」って言うでしょうね。

このなぞる能力というのは、人の言葉

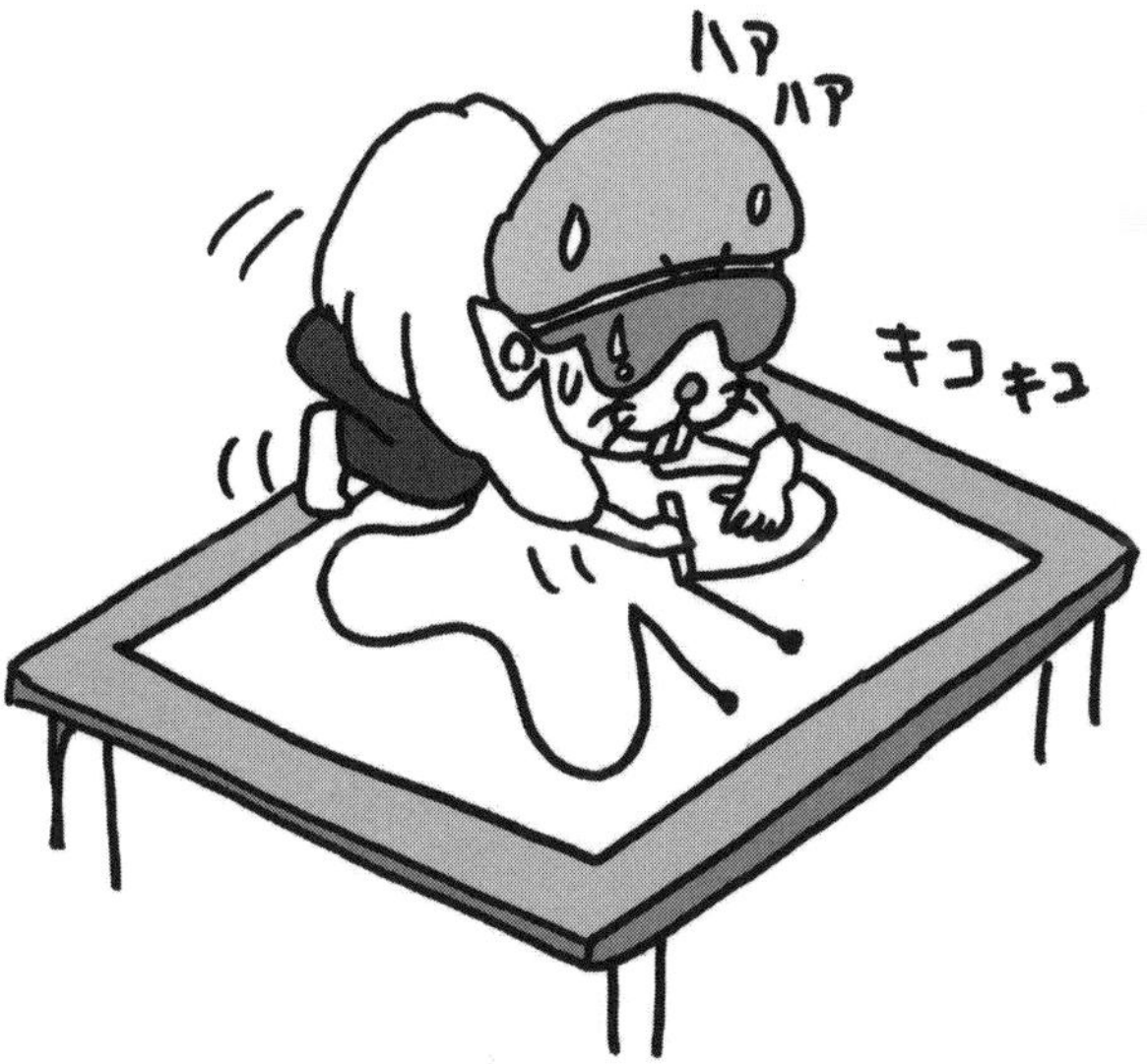

を頭の中でなぞる能力などにも発展するでしょうね。人の言葉を思い出して考える能力というのは、こういう能力の上に育っていくんだな。

これは、自分の手の動きが見えない状態にして手の動きを感知することができるかを見る検査です。

検査の遂行には固有受容覚でつかむ運動覚が反映されます。

これは学校に入ったとき板書ができるかどうかにつながります。感覚統合はもともと学習障害の研究から始まっているので。

ははあ、見えないようにして検査するのか。手の感覚だけでイメージが作れるかどうかを検査するんだな。

これは小学生にとても必要ですね。

こういうのを遊びにしたら楽しいと思

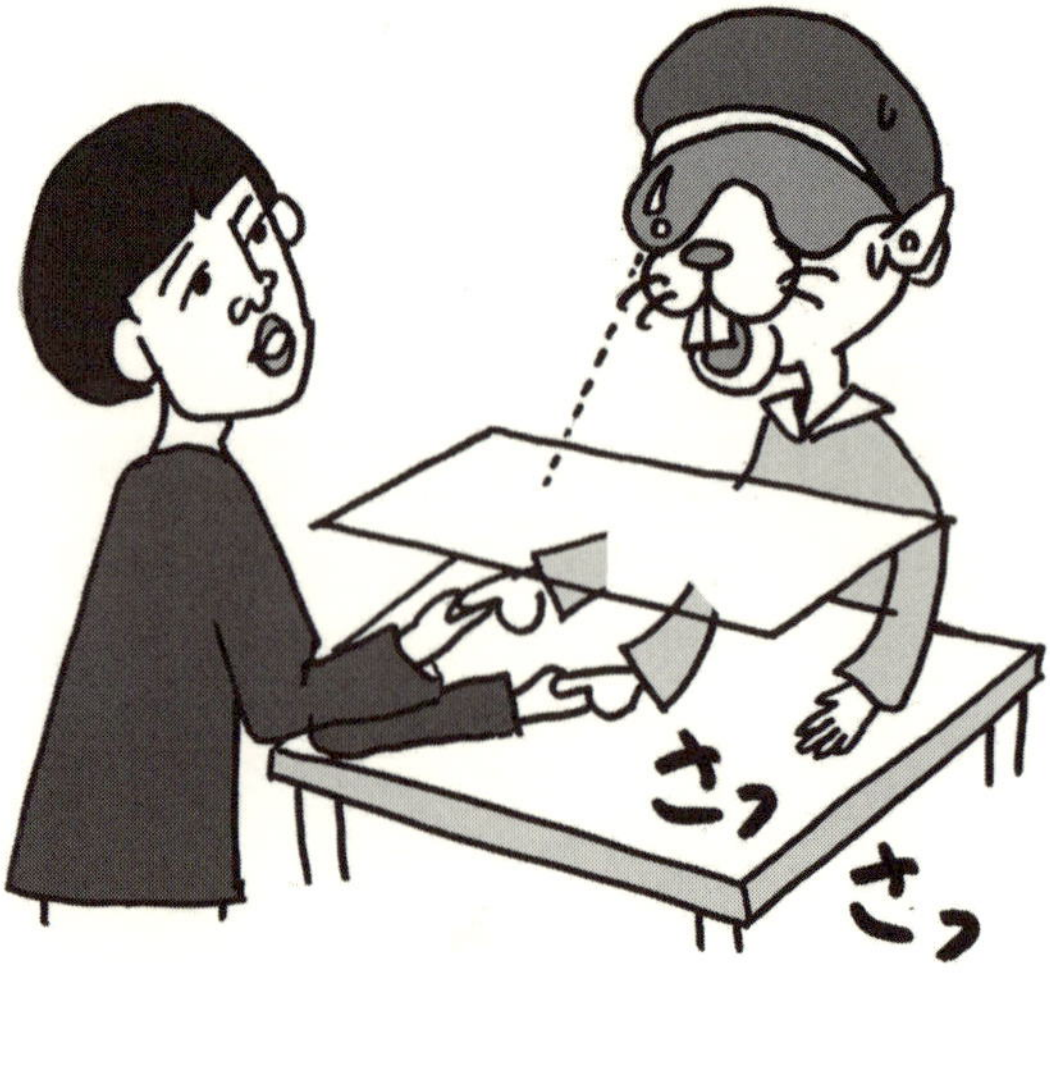

うね。福笑いなんかそうでしょ。

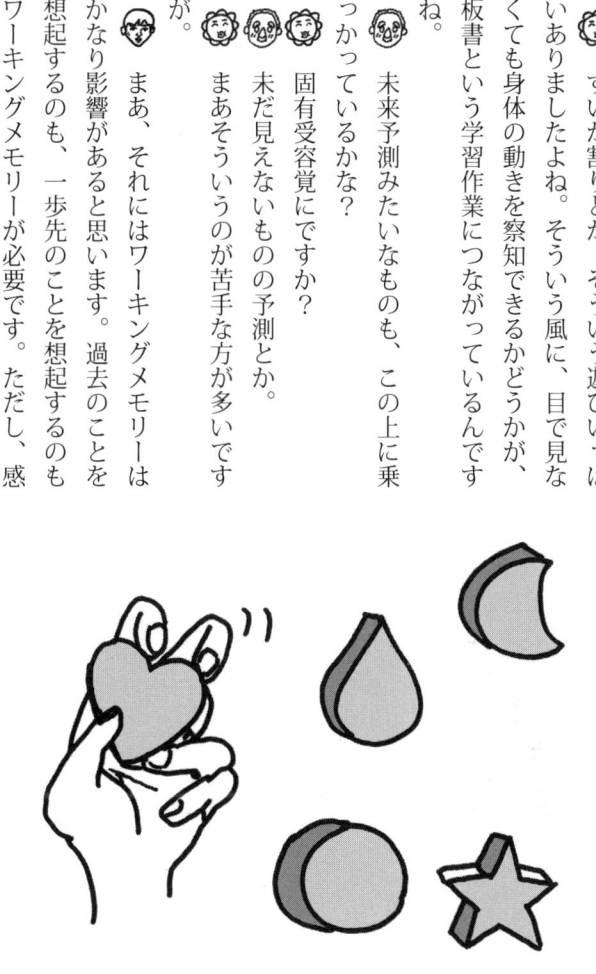

すいか割りとか。そういう遊びいっぱいありましたよね。そういう風に、目で見なくても身体の動きを察知できるかどうかが、板書という学習作業につながっているんですね。

未来予測みたいなものも、この上に乗っかっているかな？

固有受容覚にですか？

未だ見えないものの予測とか。

まあそういうのが苦手な方が多いですが。

まあ、それにはワーキングメモリーはかなり影響があると思います。過去のことを想起するのも、一歩先のことを想起するのもワーキングメモリーが必要です。ただし、感覚で「次にここに行くぞ」ということがわか

りにくければ、認知面でも「次にこうなるだろう」と予測は立てにくいと思いますね。

これ（編注：前頁）は触覚のテストですね。

そうです。ブロックのかたちを当ててもらっています。

ポケットの中から狙いのものを探し出したりするときに必要です。

よそみをしながら字を書くときなどに必要です。自然な動きを自動的にやるのに必要です。

自分の顔を触ってかたちを探ったら訓練になりませんかね？

顔の感覚系からのフィードバックが組み合わさって入ってしまいますね。自分の身体以外を触るほうが訓練になると思います。

触られる顔の感触と触っている手の感触を同時に訓練すると、どっちかがどっちかを補えるでしょう。もともと感覚が弱いんだったら、そういう訓練のほうがいいかもしれませんね。

そうですね。そういう意味では、手と手を組み合わせるのもいいかもしれませんね。

ニキさんたちは固有受容覚の認識が弱いからそれを触覚で補っている感じがするんです。だから触覚が過敏なくらい発達しているように思えるんです。

それも代償行為だね。

今までは寝る前に自分で自分のマッサージをしようと呼びかけてきました。自律神経系の訓練にもなるからね。ボディイメージ作りの訓練にもなるから。乾布摩擦はいけません。健康にはいいけど間に物が入るからね。自分のボディイメージ作りには役に立たないから。布団の中で自分の身体に触れて、あったかくなるから、セルフイメージの確立に役立てるようにと。

　これをやろう。隠して「人差し指！」とか「小指！」とか。自分でやる分にはいくらでも時間があるでしょう。

 自分で自分の身体のイメージを高めるには触れるのがいいと思います。触覚防衛を取り除くステップに、自分で自分に触れるということを使っています。でも次のステップとして他人に触られることも体験していかないといけません。触覚防衛の改善になりません。

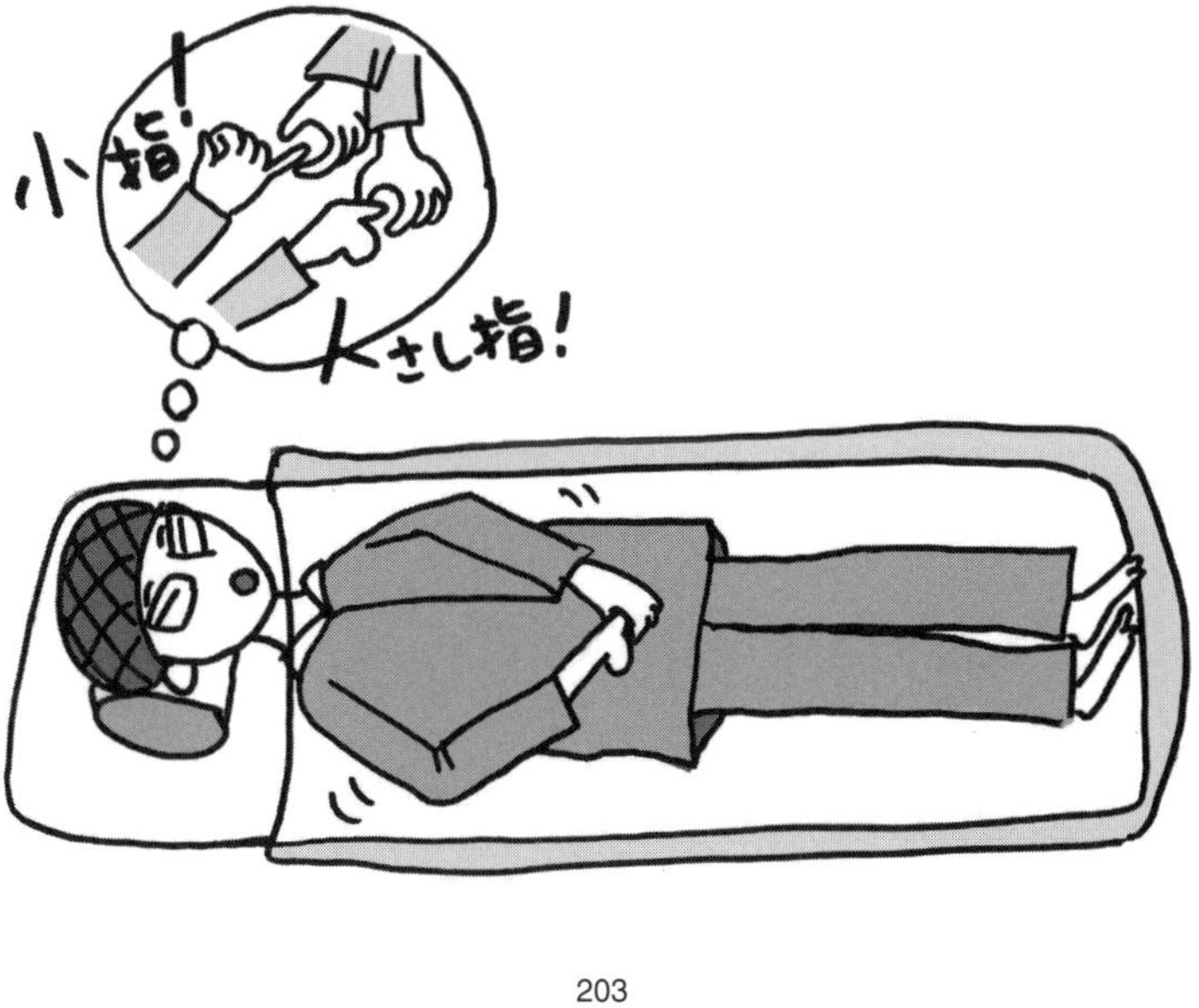

不意打ちがいいわけね。脳から見ると不意打ちに耐えられるように訓練するわけね。

もともと不意打ちに耐えられない脳ですから、まずは最初に自分で触るんです。そうすると脳の感覚野に抑制がかかりますから。そして次に、他人に触られることに耐えられるように訓練していきます。

じゃあ孫の手で自分に触れたらどうですか？

孫の手を持ってもボディイメージは孫の手の先まで広がりますのでやはり自分の手からのフィードバックになってしまいます。そのかわりに本人の手の上にお母さんが手を重ねて子どもの体を触る訓練をやると良いでしょう。そうするとお母さんが力を入れる加減により、半能動的な動きになり、じょじょに不意打ちに近づけていくことができるんです。

なるほどね。いやあこれは楽しい。やっぱり長崎に来てよかった。

ニキさんは同じものを右手と左手で握ると、左手のほうが小さく感じるというんです。

握力は左が極端に弱いでしょ、ニキさんは。左は右の半分以下ですね。この画像で見ていてもわかりますよ。筋肉の太さが違うし。

そこまでわかるんですか。

岩永先生も練習しませんか？　ぱっと見てわかるように。ＭＲＩとらなくてもどこに問題があるか見えるようになるよ。

先生に陪席しているドクターでもぱっと見てどこが苦しんでいるか見えるようになった方がいますよね。

岩永先生ができたらすごく便利ですね。

私たちは子どもの反応を見ながら「あ、今脳のどこどこが活性化されているんじゃないか」と予測を立てるんです。神田橋先生のように見てわかるわけではないので。

脳の育たない現代社会

筋肉活動の代替をするものが、現代社会には色々登場していますよね。交通機関が主だけど。ところがわれわれが持っているのは、そういうものが登場する前の身体ですよね。

ああ、そうですね。

そうすると、以前の生活にぴったりマッチするようにわれわれの脳と筋肉が出来上がっているのに、そこにいろんなものが出てきて仕事させんようにさせんようにしているから、脳にとってはとても怠惰な、一部廃用性萎縮が起きるような環境になっているんだと僕は思ってるんだ。

人間の進化に対して文明というのがあまりにも発展しすぎて、身体に合わない生活様式で毎日暮らしていると思います。それが精神障害にも影響しているのではないでしょうか。

だと思いますね。

精神的なストレスと身体的なストレスのバランスは明らかに取れていないですよね。昔であれば精神的な興奮が起こるのは狩をするとか獲物をとるとか天敵から逃げるときだったわけですから、そういうときは興奮物質が脳の中で多くなっても、運動で使い切っていたでしょう。でも今は興奮が高まっても運動で発散することもできないから、興奮物質が自分への攻撃につながってしまうことが多いんじゃないでしょうか。

そうか。自分を攻撃しちゃうのか。

自分を攻撃するという表現が悪ければ、もともと必要に迫られてできた脳の異常事態、それは外側の異常事態とのマッチングのために作られている異常事態です。逃走のためにアドレナリンが多くなるとたしかに脈拍は上がるし、筋肉は力を持ちます。そのほかに、血液凝固力が高まるんですね。傷を受ける危険の高い状況じゃないですか。それと、痛みに対する感受性が低下するんです。すべて逃走に必要な条件がカスケード的に整うということが見つかっている。

すごいですね。人体って。

ところが猛烈な勢いで車を運転したって、血も出なきゃ、血圧が高くなる必要もないでしょ。

先生、言葉と車って結構似ていますね。

似てる。

せっかく進化的に適応するように獲得した身体能力に外側が合わないから大変なんですね。かわいそう。

学校のないところに学校ができるでしょ。そのときに喜んでいる子どもたちはテレビで見るととても健康な心身をしている。でもこの瞳の輝きが失われるんだなあと思って悲しく見ている。好奇心があるから勉強する。勉強すると実地よりもシミュレーションが重要になってくる。そして輝きが失われる。

今のところこの仮説が一番全体を包括できると思っている。

概念言語のところで文字言語と音声言語が重なっている。音声言語は肉体の叫びだ。文字言語が概念言語を通って音声言語の領域まで入ってくると、声というのは肉体の叫びですから、音声言語は肉体へ逆流入して心身症を引き起こす。これが僕の心身相関理論です。

小学生時代にしっかりしたアセスメントを

発達の問題がおきやすい環境だからこそ先生は、小学生くらいでアセスメントをしっかりやったほうがいいというお話をされているのですね。

板書を取るのが難しいというお話は発達障害のお子さんに関してよく聞きますが、それが小脳の機能と関係があるとか、片足で立つ検査がどこの機能を見ているとか、そういうの聞いておいたほうがいいと思います。またニキさんに言ったら「早く言えよ専門家」って言いそうだ。

小学校のときにそういうアセスメントが行われていたら、だいぶ将来的に違ってきますよね。

そうですよね。

先ほどからのお話の中で、学校の先生とか保護者が生活の中で気づいて指導ポイントを考えられるようなものを今から本として出していったほうがいいんじゃないかっていう話があったんですけど、今私が取り組んでいることをまずお話したいです。

学校の先生方が学校の場面で使うためのチェックリストみたいなものは、学習面とか行動面に関しては教育委員会などが作ったものが最近使われるようになってきています。でも感覚運動面に関してはこれまで学校の先生がチェックできるものがなかったので、今、120項目くらいのチェックリストを作っています。先生方が学校の中での子どもの様子を見ながら3段階評価をしていくというものです。それで触覚系とか視覚系とか感覚系統ごとのスコアがでてくるようになっています。

なるほど。

運動の中でも協調運動が苦手とか姿勢運動が苦手とか、それぞれの子のデータが出てくるようになっているんですね。それで合計点で標準値で5%タイル以下であると、ちょっと支援の必要があるということになったり。それに基づいて支援のためのマニュアルを作ろうとしています。神田橋先生は家庭で気づいて支援できるものがあればとお話してくださいましたが、今学校版を作っています。

学校の先生はそれでいいけど、保護者には数字が入らないほうがいいと思うんです。

そうですか。

数字が入らないほうがいい。ペケ三角まるとか数字とか出てくると拒否反応が起きると思う。

もう少しスコアリングをシンプルにしたほうがいいですか。

シンプルにしたほうがいいですね。そしてそれぞれやってみて、試行錯誤的に正解にたどりつくようなのがいいと思うんですよね。

ああ、はい。

とりあえずこれをやってみて、一ヶ月後なら一ヶ月後にまた記録をとってみて、というような。

そうですね。マニュアル的に書いてあるアドバイスというのは、たいていの場合一回目ではうまくいきません。めがねの度が合わない時に別のめがねを試すように、合ってないなあと思ったら修正するのが必要なので、それを可能にするような支援の仕方が必要ですね。

あの5％タイル以下とか、そういうのじゃなくて、すごくスコアが高い人でも、ときどき欠けているところ弱いところがあって、それが修正できたらいいんじゃないかなと思うんですが。ボール投げとかそういうカンタンなことで。

そうですね。

パーセントが入ってくるとどうしても判定みたいになってくるんだ。だからできるだけ援助の気持ちが湧いてくるような……こんなのはどうだろう。点数が高いところをこの子の援助ターゲットと決めて、あとはいちいちそんなに見ないとか。そうすれば一回目はちょっと煩雑でも、二回目からはラクですね。

そうですね。

それで一月なら一月やって、動かなかったところもやめる、と。そっちのほうがいいかもしれないね。

最初にチェックがついていてもですか。

動かなかったところはとりあえず、ペンディング。

変わりにくいところとして。

あくまでも「治しやすいところから治す」で全体の生きやすさを上げていく、と。

そうそう。

それで変わりやすかったところが変わっていったら、待機させてそこにまた働きかける。

はあ。

そうじゃないと忙しい先生たちもそんなに時間を割けないよね。

なるほどですね。

ある程度焦点をしぼって、先生方が目標に気づきやすいようにして、今ここの問題点に関してはこうであるというのを示して、そしてどの程度到達しているかとシンプルに示していったほうがいいですね。

そうだね。で、ここは後回しとか。

それは支援級の子どもも対象ですか？

今作っているのは基本的に通常学級か特別支援学級の子どもさん対象ですね。

学年は一年生から六年生ですか。

そうです。

全員に対してですか？

使い方は現場の先生しだいですが、こちらの気持ちとしては通常学級の中にも支援の対象となる子がいるかどうか見分けるのに使ってほしいです。

実際使われるときはある程度先生が気にしている子どもが中心になると思いますが。ただデータとしては通常学級の標準値を出して使っています。

ああそうですか。

それは出来上がったら長崎だけじゃなくて全国で使えるんですか？

今は長崎市内の四百人くらいのデータを取っています。それで今後感覚統合学会のメンバーにも見てもらったりして、中身を修正して、全国でデータ取っていって、全国での展開につなげようと思っています。

そういうところでは臨床と研究とがちゃんと一緒に歩んでいるんですね。研究が役に立っているし、研究なしには臨床がいい結果を出せないですよね。

臨床から、研究のアイデアが引っ張り出されているんだ。それが大事なんだ。

僕は臨床と関係のない研究は面白くないので続かないです。もちろん臨床を理解するための基礎的な研究は大事だと思うんですけど。

向かない人もいるね。僕も向かない。自分でやってこうだなとわかったらあとする気せんもんね。あと数字出して論文書いて人に納得してもらったって。まだ他にすることいっぱいあるから。何しろアイデアは毎日出るし。まあみんな役割分担だ。

それで役割分担があるっていうことを当事者とか保護者が知らないといけないですね。よくなりたかったら、あるいは何か今ある問題を解決したかったら、よき研究者のところではなく、よき治療者のところに行かないと。

医療者と教育現場

先ほどの話に戻りますが、学校向けのチェックリストを作ったのは、先生方のほうからそういうのを作ったらという話が出てきたんです。すごくうれしかったですね。これだけ発達障害の子が多いということになると、すべての子を病院で見ようというのは難しいです。いくつかのステージに分けて、一番難しいタイプの子どもは医療機関で対応することになると思うんですが、難しい方から第三層目くらいの子どもたちに対しては、学校で先生方が気づいて、先生方が対応を考えるということを考えないといけないんです。その中には、診断はつかないけれども、生物学的にはアスペルガーやＡＤＨＤの脳を持って

いる人たちも含まれています。そうやっていけば、軽度の人たちも支援できると思うし、医療機関がアップアップになって対応が雑になるようなこともなくなると思うんです。なかなかそういう考え方は、医療機関の中いると考えつかないんですけど、神田橋先生のほうから「家庭でできる」等のアイデアを出していただいたのはすごいなと思いました。

みんな治療はせんのだからね。

（苦笑）

小学生で診断がついて、それでうまくいっているかというと、学校現場もどうしていいかわからないし、医療現場もお薬しか出せないので、なかなか特別支援教育はまだまだです。

どうしていったらいいのかを考え、方法が出てきて、それをすることによって新たに知見が出てきて、それがうまくいって本人に対する治療効果なりマネージメントがうまくいく。そしてそれだけではなくて、そこからまた新しい知見が生み出されるような方法論を含んだ治療方法でないといけませんよね。たとえば今、コンサータですか？　あれを出して、マネージメントがうまくいって、その結果さらにどういうアイデアが湧いてくるのか、効く人と効かない人がどう違うかという観察を楽しんで治療している人がいないような気がするねえ。

今小学校でコンサータを出してもらって、そこで定期的に担任と管理職とカウンセラーと経過報告会を開いているんですけど、うまくいっています。

うん。そういうやり方だと、どの点がよくなってどの点が動かないかとか、そういうことをつき合わせてやっていくから、お医者さんのほうも「ああコンサータというのはこういうところをターゲットにすると効くんだな」とかわかってきて、じゃあそれはこの子だけのことだろうか、それとも他の子でも効くのだろうか、また見てみる、ということができるよね。それでどんどんケースが増えていけば、考えが確立していくんじゃないですか。

そうですね。

そういうやり方だと、とても研究的な視点で、しかもその研究的な視点がその子にも即座に還元されるようなかたちになっている。それが必要だと思うんだけどなあ。多数例で効いたというエビデンスがあるというだけでは、もうそれ以上研究進みませんわね。研究が進んでいくような方法をとれば、それは当人にも還元できるはずなんだよね。

そうですね。

その子はほとんど問題がなくなりました。

今コンサータを使うと文字がきれいになる子が多いんです。これまで検証されているのは、多動衝動が治まるとか注意が改善するとかです。メチルフェディネート（コンサータやリタリン）の研究では実行機能の改善等も検証されていると思うんですが、感覚運動面がどう変わるかはまだ検証されていません。そこで、今うちの院生に、コンサータを処方される前とあとでどういう風に感覚運動面が変化するか研究してほしいと言ってあります。だから先ほどお見せしたような検査を使って、コンサータの処方前とあとで変化を見ようとしています。

取りたいなあそれは。

最近ストラテラもよく処方されるようになっているので、コンサータとストラテラの違いも見るよう言っているんですね。ストラテラは基底核にあまり作用しないので、ストラテラとコンサータは感覚運動面に対する効果が違うんじゃないかと思うんです。だから僕は今の仮説では、不器用を伴うＡＤＨＤの子にはコンサータが必要だと思うんです。基底核を働かせなきゃいけないから。でもあまり不器用を伴わなくて実行機能や衝動性の問題がメインのケースにはストラテラなんじゃないかなと思っているんです。そのへんが今後データとして出せればいいと思うんですけど。

出てくると面白いね。すぐに役に立つ。すぐに臨床に還元できる。素晴らしい。

だからこう、研究というのはある疑問が解消されたら次の疑問に向かっていかないと。一回目の研究結果だけですべてのことがわかるわけではなくて。

すぐそれで仮説が出てきてね、やっていくのが検証だと思うんです。

子どもというのはどんどん成長していくので早く研究を進めていただいて、早く学校現場に還元できればいいと思います。

私たちも今は臨床現場だけではなく学校現場にどんどん入れるようになってきているので、先生たちと協力して研究を進めていければいいなと思っています。作業療法の領域でまだ研究が進んでいないところが多いんですね。だから効果的と思われるような方法に関してもそれが証明でききれていないものも多いので、もっとやっていかないといけないなと思います。

先生方のお話を伺って、まだまだ「本当に現場で特性をつかめるスケール」ができていないんだ、ということがよくわかりました。それがもっとできてくると、状態がよくなることにつなげられるんですね。早くそういうものができるといいですね。

それでは先生方、次の章では、今時点の知見で、具体的に「どうやって状態を良くしていくか」、についてのお考え・アイデアをお聞かせください。ちゅん平さんも実際に状態を劇的に良くしたという代表としてばんばん発言してね。

難しい話はわからないです。でもお医者様や発達障害の研究者の先生たちが未来を信じてくださっているのは、本当にうれしく心強いです。

〈第十六章〉

一次障害は治せるか？

▼浅見淳子ブログより

大大大博士

1月11日
浅見→大地君

私は土曜日と日曜日、大大大博士に会いに行っていました。大大大博士は、私よりずっと年上ですがとてもエネルギッシュです。そして、自閉症の人をどんどんよくしているのです。

そして、よくなるためには運動がとても大事だというお話をしてくれました。運動だけじゃなくて、いろんな方法がありました。大大大博士のお話もまた本にするのです。

この準備のために、とてもとても忙しくて、なかなかメールできませんでした。ごめんね。お仕事があるから、すぐにお返事できないこともあるけれど、大地君のことはいつも大事に思っているよ。

初場所が始まりましたね！　初日は天皇皇后両陛下を国技館にお迎えする「天覧相撲」でした。国技館のお客さんたちも、ふだんよりお行儀がよかったようです。

解説も舞の海さんでした。日馬富士も稀勢の里も勝ちました。よかったです。

じゃあまたね！

1月11日
大地君→浅見

やっとメールが来たので、今日はご機嫌大地です。

お仕事は大変です。仕方がないです。

浅見さんにお願いがあります。もしかして、自閉症は治りますか？

大大大博士なら、治せますか？

ママは「修行をすれば、いろんな方法を大地が発見したり、発明出来て、出来るようになったり、解るようになります。」

と、言います。でも、自閉症でも、自閉症でなくても、大地は人間なので、考えたり努力が必要なんだそうです。

人間は、生まれてから死ぬまで、ずーっと修行するそうです。

1月12日
浅見→大地君

大大大博士にも、すぐに自閉症が治る方法はまだ完全にはわかっていません。

でも、「こういうことをやれば発達する」方法を色々考えています。毎日考えています。

そして、試して、よくしています。

「自閉症は治らない」と決めるのではなく、「どうやったら治るのかな？」と考えつづけるのがお医者さんの仕事だと大大大博士は考えています。

いろんな方法があるみたいです。その一つが運動です。大地君も頑張ってますよね。

鉄棒をやるには、鉄棒をやる脳の一部が働かなくてはいけません。

鉄棒が下手な人は、その脳の一部がうまく働かない人です。大地君もそうでしたね。

でも鉄棒ができるようになることで、その脳が働くようになったのです。

だから大地君は友だちよりできないことを嘆く必要はない。

できるようになったことを喜べばいいのです。鉄棒ができるようになっただけ「脳が発達」したそうです。

運動をやるのは、体力作りとか、スポーツができるようになるためだけじゃないみたいです。

下手でもいいのです。運動をやることで、脳が発達するそうです。

大大大博士は、ある程度「自閉症の人はこうやればいいんじゃないか」という経験がまとまったので、本にしたいと思ったのです。

だから私を呼んだのです。

大大大博士は、本もたくさん書いていますから、私はお会いする前に大大大博士の本をたくさん読む必要がありました。

他の人の書いた似たようなテーマの本も読む必要がありました。

それで忙しかったのです。南の島でも海辺でずっと本を読んでました。

大人のお仕事は大変です。でも楽しいですよ。

1月12日
大地君→浅見

大大大博士の話はわかりました。

大地の脳も発達するといいです。

昨日の稀勢の里はすごい強かったです。バルトが小さく見えました。ブルドーザーみたいなバルトが好きじゃないので、少しいい気分です。日馬富士も二勝です。そろそろ優勝できたらいいです。

大地は「生きていくための術」は、「いきていくためのじゅつ」だと思っていました。忍者みたいだな～術を修行するのだと思いました。少し、勘違いでした。でも、修行は変わりないそうです。

1月12日
浅見→大地君

稀勢の里も苦手なばるとを克服しました。得意なところを伸ばすのと、苦手を克服するのと、バランスが大事ですね。
生きていくための「じゅつ」でも「すべ」でも修行であることに変わりはありませんね。大人になっても、自閉症じゃなくても、生きていく限り修行は必要ですから、子どものうちからやっておくほうがラクだと思います。

「治療しよう」という研究

神田橋先生、「発達障害者は発達します」っていう言葉ってね、もうそれだけでご本人たちにとって治療的効果があるみたいです。実は大地君も、すでに私に新しい原稿を送ってくれたんです。前作「ぼく、アスペルガーかもしれない。」の中に「僕の取扱説明書」という七歳のときに書いた文章が載せてあるんですが、その続きなんです。「僕の取扱説明書2」です。で、自分でつけてきたサブタイトルが「僕は発達しました」なんです。

ほお。早いね。

大地君はね、私を通じて先生の「発達障害者は発達します」という言葉を聞いて、相当うれしかったようです。未来に希望が持てたようです。

変化という現象に、発達という意味が与えられるんです。それが喜びをもたらすんです。

本当にそうですね。「治らない」と宣言することは、開き直りとか絶望とかにつながることが多いけど、発達するよ、という言葉には希望がありますものね。

ところでこの章のテーマは、「発達障害の一次障害と言われるものは変わるのか？　あるとしたらどうそれを促していけばいいのか？」なんですが、しつこいようですが、やはり脳の状態そのものが変化することはありうるんですよね？

僕の場合には、苦しんでいる人が来ると、その人を見て、どこが苦しんでいるかわかります。あ、この人は脳幹部が苦しんでいる、とかね。小脳が苦しんでいる、とか。発達障害の人はたいてい、小脳に苦しみがあります。子どもでも、成人でも。

そしてその苦しみが取れていくと、必要な薬が減り、医者と縁が切れていき、本人の生活がよくなっていきます。生き生きしていきます。だから「治らない」と決め付けるのには反対です。完治できないとしても、なんとか少しでも治る方法を探り続けるのが医療者の役割だと思っています。

私が神田橋先生がすごいなと思うのは、目の前の人をなんとか少しでもよくしようという姿勢、その意識の高さです。

そうですよね。

なんで治そうとせんのかなあ？　不思議でしょうがない。なんでこの仕事してるのか。現世利益を何ももたらさないで収入を得るのは間違いだと思うなあ。

お会いしてよくわかりました。先生の治療に対する意識が。

ふだん科学的検証に基づいたお仕事をされている岩永先生には、「一次障害は治る」とは言い切りにくいところもあるのではないかと拝察いたします。多くの方が「本当に治るのかよ」と半信半疑だと思います。

でも治そうと研究を続けている人はたくさんいますよ。

そうなんですよね。私も最近それに気づき始めました。ただ、発達障害者支援を勝ち取る運動との兼ね合いがあって、本当に治そうとしている先生方の声は一般人にはあまり聞こえてこないけれども、思いのほか多くの先生方が治すことに真剣に取り組んでいらっしゃるのがわかってきました。よく考えると「発達障害者を支援してほしい」という運動と「治療法を見つけよう」という姿勢は、決して二律背反ではないはずなんですが。

ともかくこの本のテーマは「発達障害は治りますか？」であり、この章では、一次障害をどこまで軽くできるか、神田橋先生のお考えをお聞きしたいと思います。

ミラー・ニューロンの育成

それで神田橋先生は、発達障害の根本的な治療法として、「ミラー・ニューロンの育成」ということが可能ではないかと考えていらっしゃって、ご著書（療育技法マニュアル第18集「発達障害とのかかわり」小児療育相談センター発行）や講演録（「臨床精神医学」38（3）349―365、二〇〇九 難治症例に潜む発達障害）に書いていらっしゃるようですが、ミラー・ニューロンというものは本当に育成できるのでしょうか？

今の段階ではまだ、ミラー・ニューロンを育成する方法は見つかっていません。でも、色々試みている人はいますね。岩永先生もそのお一人ではないでしょうか。

僕はね、運動で身体を鍛えると筋肉がつくように、脳も鍛えるとそれまでつながっていなかったシナプスをつなげることができたり、代償的なバイパスを育てることができると考えています。そしてミラー・ニューロンの育成方法を考えれば、発達障害の人が日常生活で抱える多くの問題が解決すると考えています。だから岩永先生には、その育成方法を見つけることも期待しているんです。

岩永先生、感覚統合訓練では模倣の動きをずいぶん採り入れられていますが、それはミラー・ニューロンの育成を目指したものなのですか？

今の段階では違います。これまでの伝統的な感覚統合療法の中での模倣の訓練は、あくまで身体の使い方の不器用さに対する指導を主眼に置いていました。けれども神田橋先生のご著書や論文を読んで、私たちもミラー・ニューロンの育成という意図を入れた訓練に取り組むべきではないかと考えるようになりました。

それでは岩永先生、以前うちで書いていただいた本の中でもミラー・ニューロンについて言及されていましたが、あらためてミラー・ニューロンについて読者の方にわかりやすく説明してください。

ミラー・ニューロンとは、自分がその動作をする時と、他の人がする動作を見ているだけの時の両方で活動するニューロン（神経細胞）です。物まね細胞と呼んでいる学者もいます。目の前の相手が食べ物をとって食べる動作を見ているだけで、自分が同じ動作をする時に活動する神経系の一部すなわちミラー・ニューロンが活動することがわかっているんです。自閉症スペクトラムの人はこのミラー・ニューロンメカニズムの問題があることが多くの研究で分かっています。そして、ミラー・ニューロンの活動の問題は自閉症の重症度と関連していることもわかっています。このニューロンは、他の人が物を取ろうとしている時などの意図的行動の時にとくに強く働くことから、心の理論との関連が指摘されています。

だからもしミラー・ニューロンを育てることができれば、発達障害の人も「関係性」をつかむことができるようになります。ＳＳＴで膨大なパターン暗記をするよりも、根本的な生きやすさを獲得できるようになるはずです。

たしかに私も自閉症の人と最初にずれを感じたのは身体感覚でした。そしてその身体感覚のずれがコミュニケーションのずれにつながっていると思いました。世界の切り取り方が違うからです。だから発達障害の人は、まったく悪気がないのに、相手の気持ちを読めていないことになってしまうというか。

たとえばね、自分が殴られて痛い思いをしたから、相手を殴ってはいけないというのがわかるのはミラー・ニューロンが働いているからなんです。

われわれは「相手をぶん殴ったら自分がぶん殴られるように痛いだろう」というのはわかりきったことだと考えているけれども、脳というコンピュータの情報処理から考えると、全く別のことです。

相手が自分を殴ってくるのは視覚情報で処理していますね。相手の拳骨が自分に当たってくるのが見えて、それが自分に当たって、顔の感覚器から痛いというのが脳に伝わってきて、それで「相手が自分を殴ったら痛かった」というのがわかる。

それに対して自分が相手を殴るのは、まず視覚情報として相手を見るでしょう。それから殴るというのは筋肉からの運動系のフィードバックが起こります。棒なんかで殴ったらまた違う感覚情報が脳に入ってきます。この二つが同じだとわかれというほうに無理がある。ミラー・ニューロンをめぐるシステム、認知システムに未発達があるとね。

そういうわけで、ミラー・ニューロンが発達すると相手の痛みが自分の痛みとしてわかってくるんですけど、その一番根本のところをリハビリしたり、バイパスを作らなければ、相手の痛みは大脳皮質で表面的に理解するにとどまるでしょう。そうすると、「ごめんなさい」という謝罪の言葉も心からは湧いてこないことになる。それに、ＳＳＴのマニュアルが無限に必要になってくるでしょ。

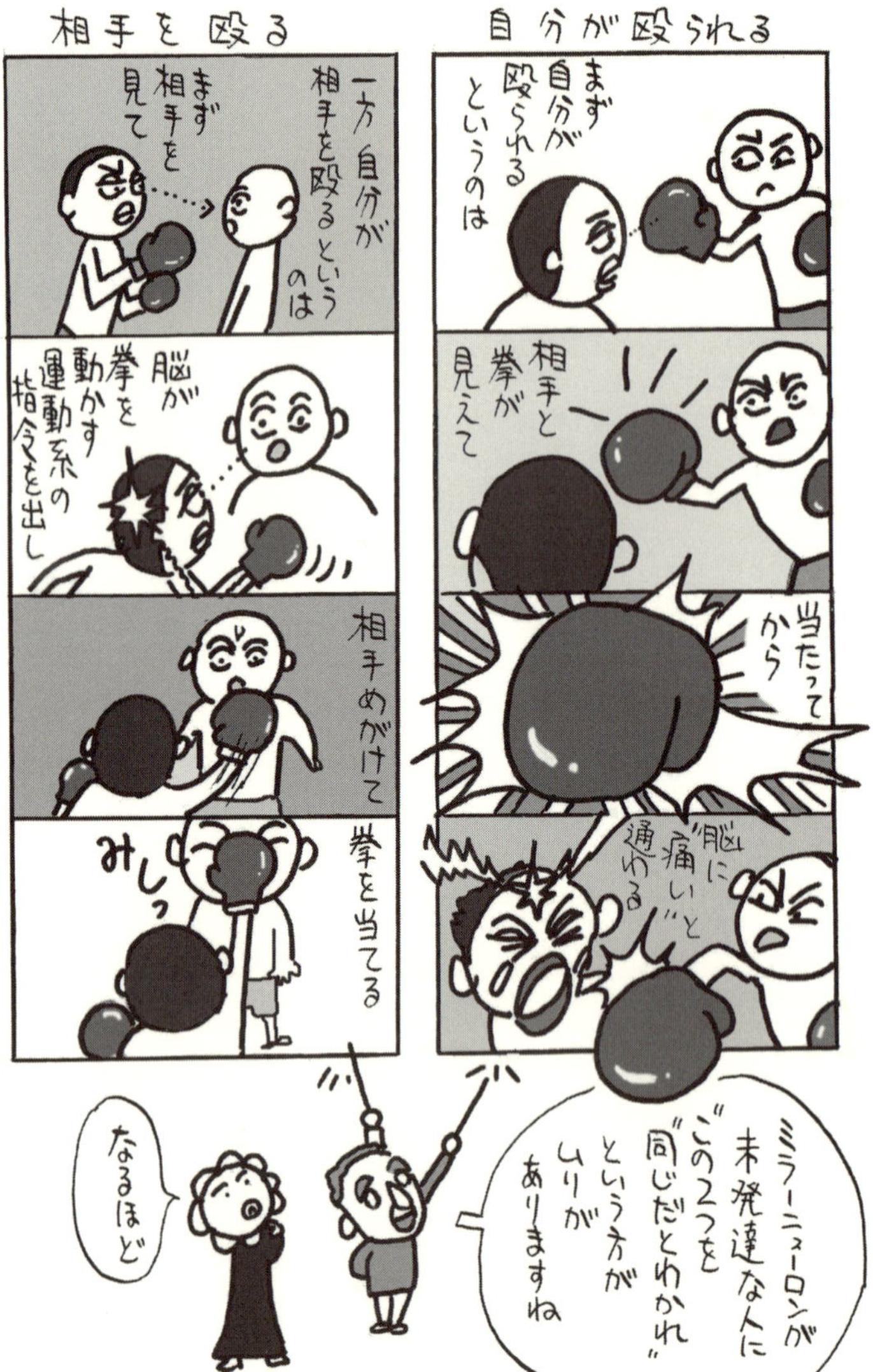

自分が殴られる
まず自分が殴られるというのは
相手と拳が見えて
当たってから
脳に痛いと通わる
相手を殴る
一方自分が相手を殴るというのは
まず相手を見て
脳が拳を動かす運動系の指令を出し
相手めがけて
拳を当てる
みしっ
ミラーニューロンが未発達な人に"この2つを同じだとわかれ"という方がムリがありますね
なるほど

相手のとらえ方がわからないとちょっとしたことでもとらえ方のずれが生じますよね。ミラー・ニューロンが関与するものは日常生活の中にたくさんありそうですから、色々な場面でとらえ方の違いが起こるでしょうね。

自閉症の人はたとえば「これを見て」といってても、すぐにみかんを見るとは限らないですよね。

ニキさんも感覚統合検査のとき、私の真似をしてくださいといったら、袖のかたちを真似しようとしたり「先生裸になれ」とか「先生髪切ってこい」とか、細部にまで注目して、余分なところをまねしようとしていましたね。

ニキさんはそれを「編集力の障害」って自分で呼んでいます。

「編集力の障害」とは？

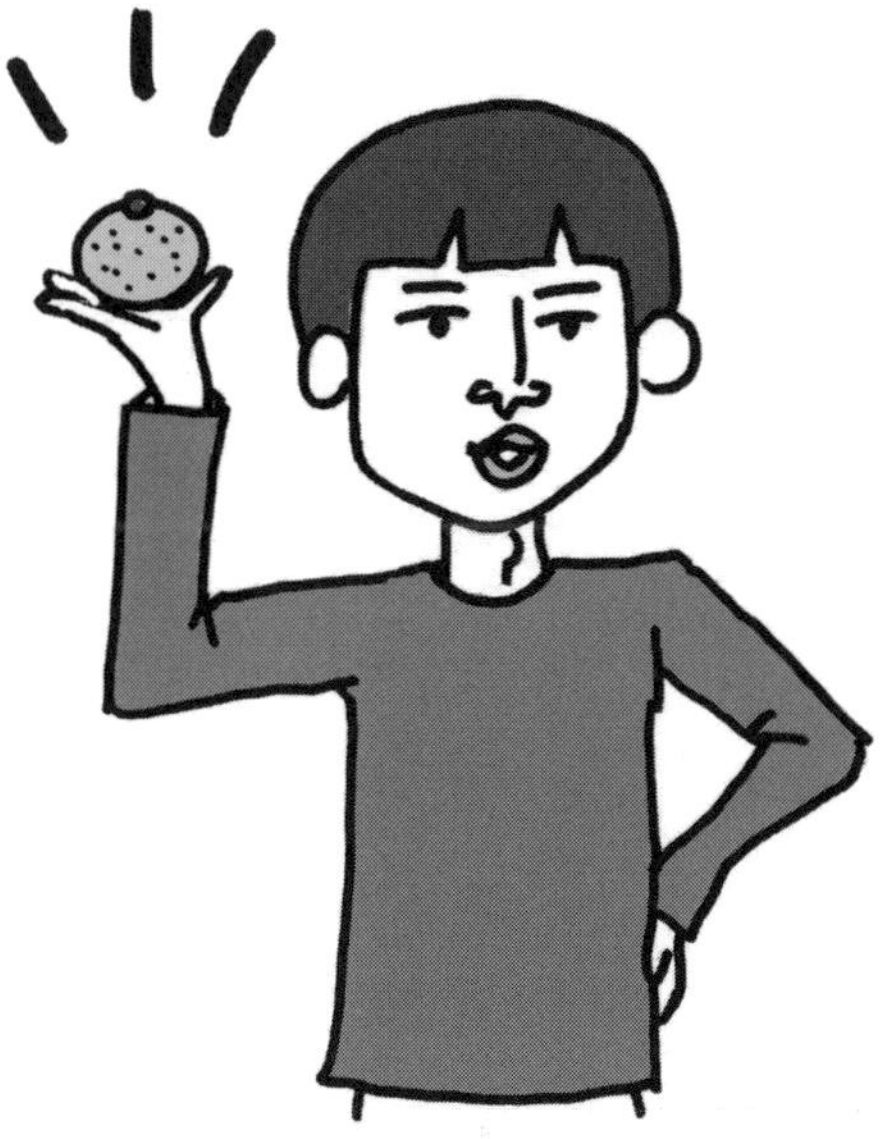

何が大事で何が枝葉末節かがわからないらしいです。

これを見て、というときに「これ」がとっさにわからないみたいです。

たしかに、話者がわざわざ筋肉を動かしてみかんを持つ手を持ち上げたことが実感としてつかめないと、「これって何よ？　どこ見りゃいいのよ？」ってなりますね。相手の腕の動きがミラー・ニューロンでつかめていなければ。ニキさんは検査の時、手と足の区別もよくついていなかったし。

身体感覚の認識の違いがミラー・イメージをつかむことを難しくしているという考えですね。そこから起こってくるとらえ方のずれもあるかもしれませんね。いずれにしても、ニキさんは相手の動作や行動の意図のとらえ方のずれあるようです。だからみかんを見ないで袖を見ていたりシャツのポケットを見ていたりする。そういうコミュニケーションのすれ違いは、ミラー・ニューロンが関係しているかもしれないと思っています。

岩永先生は今の段階で、そういう不具合に対処するトレーニングは模索されていますか？

グループ療育の中ではジェスチャーゲームもよくやってもらうことがあります。他の人がやっている動きを見て相手が意図している内容を当ててもらうんです。ただし、他の人に注意が向かない子どもでは、いきなり自分からミラー・イメージをつかんでもらうのは難しいので、そのような子どもには大人が子どものやっていることを真似る逆模倣をよくやります。また、同じおもちゃを二つ用意して、子どもがおもちゃを扱う時に同じように大人が扱うことで、模倣に興味を持たせる活動も取り入れることがあります。このような方法は海外の自閉症児への早期介入プログラムの中にも取り入れられているようです。その他にも、他動的に身体運動を誘導される遊びを行うことがあります。同じロープを持ってわっかになって同じ動きをするとか。

楽しそう。

最初は他動的なんですけどね。でも、続けていると子どもが自発的に先生と同じ動きをするようになることがよくあります。それとか、お母さんにかかわってもらいながら他の子と同じ動きをやってもらうことがあります。最初はお母さんが子どもをおんぶした状態で電車ごっこをやってもらいます。子ど

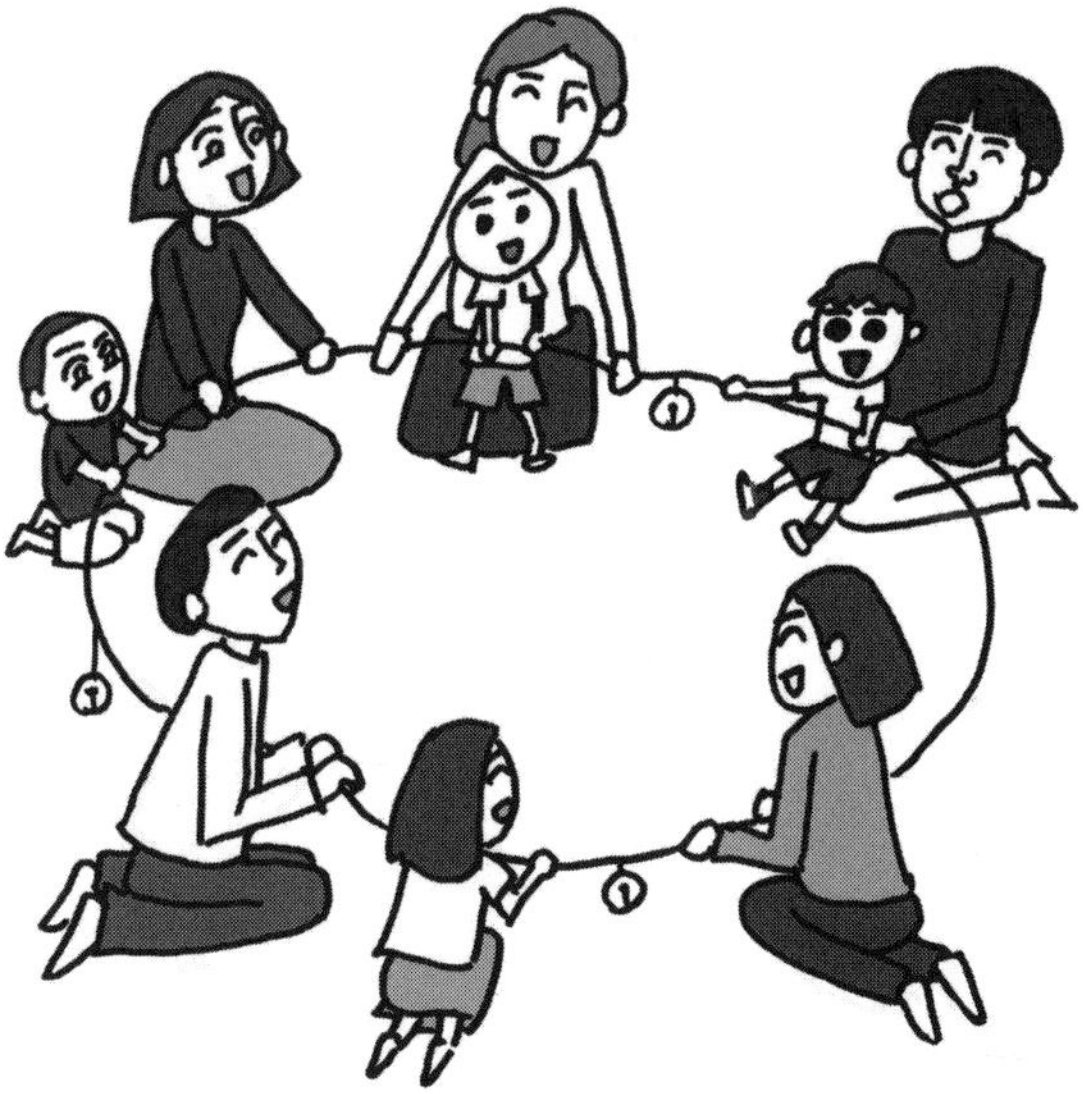

もが自発的に他の人と同じ動きを始めているわけではないのですが、結果として他の親子と同じ動きをすることになりますので、子どもはやっている途中で他の子どもの動きと同じだと気づくことが多いようです。そして、何度も同じ活動を続けると子どもだけでの電車ごっこができるようになります。これも他動的な同じ動きの体験から自発的模倣への移行ですね。他にも、お母さんが相手になり隣の子と同じペースでぎっこんばったんやるボート漕ぎ体操などもやってもらいます。

情報収集機構としての脳を考えると、運動系と感覚系と言語系は、運動系が終末として関与しているところを除けば、完全に分業されて情報の脳内プロセッシングを行っているわけではありません。基本的な部分は同じところで行っているはずです。その部分が

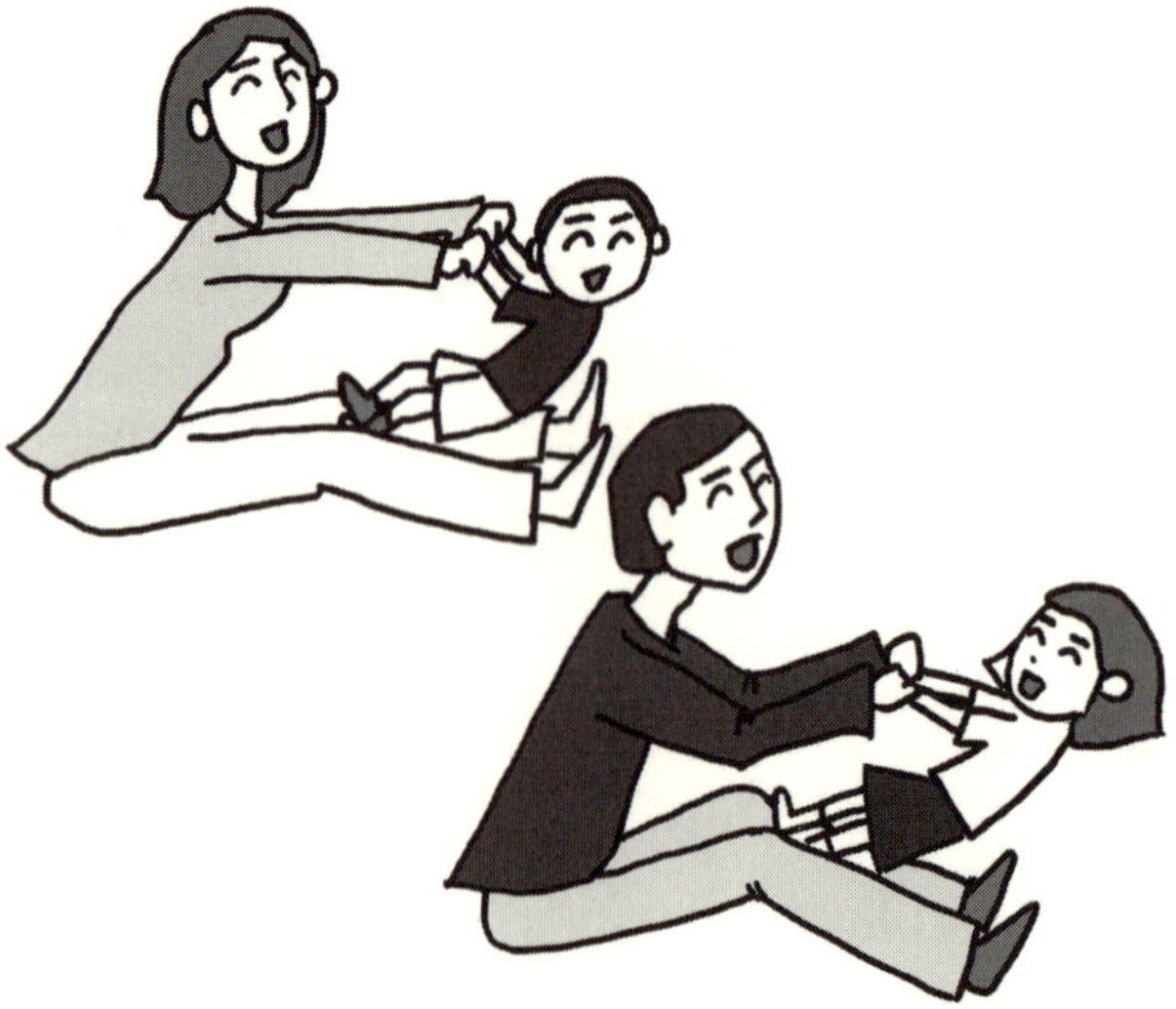

トレーニングされて、シナプスが増えてくるとかバイパスができてくるとか、そういう発達が起きれば、他の関連機能もよくなるのでしょう。そうすると、自分がぶん殴られて痛かったことと相手をぶん殴ると痛いことがつながってくるでしょう。

たとえば、「いないいないばあ」とかはどうですか？　模倣動作のトレーニングになりませんかね？　ちょっと高度すぎますか？

「いないいないばあ」は子どもがある発達段階になって人のすることに興味が向くようになってくればミラー・ニューロンを働かせると思います。

僕は「難治症例に潜む発達障碍」の中で「せっせっせ」という昔からある手遊びを奨励しています。脳の障害である以上、リハビリしかないと思うから。そして昔の遊びには、リハビリ効果があったんですね。でもこういう遊びとは違い、感覚統合訓練の場合はピンポイントでやりたいんですかね？

障害の様相によって違うと思います。ピンポイントで働きかけることもありますが、多くの子どもたちは働きかけるべきポイントをいくつも持っています。

なるほど。

だからそれぞれの問題に対して、アプローチをかけていきます。もちろん優先度がありますので、ここを中心にしてやるとか、ここを中心にすると別のところにまで影響があるとか、そういうこともありますので。

その優先度というのは推論ですか？

そうですね……それはやはり感覚統合理論の中で問題点相互の関係性から考えます。どこからトレーニングに入っていくかというと、色々な問題の中で一番根底にあると考えられるところからですね。そのときには感覚とか運動だけじゃなくて、認知とか情動についても考えていきます。

　これまでの感覚統合理論は感覚の問題から認知のほうに波及していくという考え方が強かったんですけど、やはりその逆もあるんです。トップダウン的な問題のとらえ方もよくやります。具体的な例では不安とか情動の問題が、感覚の認識とか解釈にかなり影響して感覚過敏に影響することがあります。そういう場合は刺激に対する理解を高めたりして、安心感を与えておきます。

そうするとやはり働きかけをして、それに対するレスポンスが治療者にとってのフィードバックになるわけですね。

そうです。

そしてまた仮説を立てる、の繰り返しですね。

そうです。その繰り返しです。私たちは残念ながらそのつどｆＭＲＩなどで脳の反応を見られるわけではありませんし、神田橋先生のようにその人を見てすぐに脳のどこが苦しんでいるかわかるわけではないので、あくまでも子どもの行動反応を見て仮説を検証しますし、脳に何が起きているかを推し量ります。

苦手を伸ばす

大地君は、最近転ばずにまっすぐ走れるようになったばかりですけど、というかこれも努力の賜物なんですけど、運動が苦手な子の集まる場所でサッカーとかを習う意欲が出てきたようです。岩永先生の地元でもそういう活動をしていらっしゃると「続　自閉っ子、こういう風にできてます！」に書いていらっしゃいましたが。運動が苦手な子でも運動をゆっくり習えるような活動って大事なんじゃないかと思います。

神田橋先生は、苦手な動きも練習することによって脳の発達を促すとお考えだと書いていらしたような気がするのですが。自分にとっては不得意な動きもトレーニングとして採り入れることによって、神経学的な発達を促すとどこかに書いていらっしゃいませんでしたか？

そこが今考えているところなんです。二つあるんですよね。本人の得意なところを伸ばしてやるという考え方。これはたしかに正しいんです。まあ得意なところだってたいしたことない人も多いんだけどね。そうなると不得意なところを伸ばすのも一理あるんですね。どっちがどっちとも言えなくて、今日はそれも岩永先生と話し合いたいなと思ってきたの。

苦手なところというのもあると思うんですけど、要は目の前のハードルの問題だと思うんですね。ハードルの高さ調節の問題だと思います。苦手なところも少しでも伸ばしていくべきだと思いますし、伸ばせる可能性はじゅうぶんあると思います。

ああ、やっぱりそうですかね。

社会性の問題に関しても、相手の心を読んだり、コミュニケーションをしたりということは苦手かもしれませんが、そのような能力の獲得にしてもハードルの高さを間違えなければ自閉症の人の多くは乗り越えられると考えています。

　その方の年齢や特性にもよりますが、ハードルを低いところから始めて、だんだん高くしていけば、確実にステップアップできる方が多いでしょう。みんながやることと同じことをさせるのではなく、みんながやっていることまでのステップをもっと小さく分割して乗り越えやすくすればいいと思います。だから得意なところを伸ばすだけじゃなくて、苦手なところも改善して、社会適応に向けた教育をしっかりとやっていくべきだと考えています。

定型発達の人も急な場面とか不得意なことに直面したり、困難な場面では困ったと感じるんですか。

感じます（きっぱり）。

まず、それを知ることが大事じゃないかなと思います。それから、あくまでも「できるようになればいい」くらいに考えることが大事ですね。どうしても過集中になるので、完璧にできるようにならなければダメなんだ、とハードルを高くしたり視野を狭めたりするんです。そこに気をつけなければいけないと思います。

そしてアスペルガーの人間にとっては、起こってくる出来事は、何であれつねに急なんです。だから、できるようになることを前提として、何も飛びぬけてできるようになる必要はないとか、人並みにできるようになればいいとか、最初から納得させてもらえると助かります。

別に人並み以下でもいいと思います。

うん。

だから、最初から「できるようになることを目指しましょう」という言い方がいいのかもしれません。目指すところから始まる、みたいな。自分がしのげさえすればいい。他人に迷惑をかけなければいい。それをやっていきましょう、というアプローチが大事なんじゃないかなと思います。だって、やっぱり、不得意なことができるようになるとすごく自信がつきますし。

そうなんですよ。みんな間違えていると思うのは、「ＣＡＮ」という言葉ね、これほどのサポートはないんですよ。どんなに人が親切にしてくれるよりも何よりも、「これができるようになった」という感激以上の喜びはないもんね。

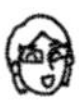 そうなんですよ。「あ、世界変わっちゃったかも」ってうれしくなります。それにそんなときは、脳内物質も出ていると思います。

 なるほどねえ。

だから「できるようになった」という体験を、小さな時間で積み上げていけるようなプログラムが一人一人にあったらいいと思いますね。それこそ山上敏子先生の考え方のように、治せるところから治していくということね。でもそのプログラム作りを一人一人に見つけるやり方は、今の教育現場で使われているＷＡＩＳ等の指標ではちょっと粗いですよね。

 そうですね。それだけではポイントは見えづらいでしょうね。

たとえば、視覚優位か聴覚優位だけをつかむだけでは良い支援はできません。認知特性だけでも、多軸的にとらえることが必要だと思います。

認知の切り口もたくさんあると思いますが、巷で使われている認知検査での認知のつかみ方も、自閉症の子どもの理解に役立つことがありますので、まずはそれらを色々やってみて指導に採り入れることが必要でしょう。言語と非言語だけでなく、継次処理と同時処理、陳述記憶（エピソードや言語化できる記憶）と非陳述記憶（言語化できない記憶、身体で覚える記憶）

など、認知を様々な角度から切り取って見ることで、新たな指導のポイントや支援のアイデアが生まれると思います。

ただし、検査の結果のまとめだけをそのまま字義どおりに解釈すると自閉症の人の支援に直結しないことがありますので、なぜできないのか・できるのかを別の角度から考えてみる姿勢がつねに必要だと思います。

それから、できないところだけでなく、どこができるのか、どこまでできるのかを明らかにするアセスメントは大切ですね。

そして、自閉症の特性を認知レベルの中の機能バランスの問題だけでなく、感覚運動レベルなど異なる機能階層とのバランスの問題からもつかむことが必要だと思います。とくに就労生活支援ではこの見方は必要だと思います。

あ、そういうの、すごくわかります。学校時代の勉強の仕方から、受験勉強、社会人になってからは日々の仕事の仕方から今日みたいな大事な会合のための資料の読み込み、そういうときにはすべて自分の学習の特性をつかんでそれをもとにやってきましたから。愛甲さんは先ほど感覚統合検査を見て「小学生に必要ですね」とおっしゃいましたが、小学生のうちから自分の学習スタイルを把握できると本当にいいですね。

そう思います。

種明かし効果

トレーニングを行うというのは、こういうことですか？　この人はこれがだめ、というのが見つかるでしょ。そしたらその乗り越えを最終目標にしてのヒエラルキーを作っていくんですかね？

　よりやさしいものからそっちに近寄っていくような。それともある運動ができないのを要素にわけて、その要素を一つ一つ訓練していくのか。

うーん。指導を計画する時は両方とも使います。

　でも、感覚統合の指導の組み立てはそれだけではありません。ある問題が挙げられると、その問題が起こっている原因を突き止めていき、そこから指導を組み立てます。そしてそこをベースにトレーニングしますが、そこだけをトレーニングするのではなく、そこから問題点につながっている機能を全部使わせます。

　たとえばジャングルジムに登れないとすると、ボディイメージの問題なのか、体性感覚の認識の問題なのか調べます。通常であれば繰り返しジャングルジムを登らせたり、指導者が最初は手助けをして徐々にフェードアウトするような方法を使いますが、私たちはその子どもが体性感覚の問題を同時に持っていることがわかったら、体性感覚や身体図式をより強く意識する活動を加えていきます。

それはどんなことをするんですか？

思い切りブランコに乗って重いものを蹴っ飛ばしたり、何かにしがみついたり、できる子であればうんていをさせたり、見えないところで何かを探り当てさせたりして、固有受容覚をより意識させます。また、狭い穴をくぐり抜けてもらったり、ゴムを複雑に張り巡らせてその間を触れないようにすり抜けさせたりすることもあります。

で、そういうトレーニングが、ジャングルジムが上手にできるための基礎訓練だとこっちは思っているわけだ。でもそのことを子どもに教えますか？

ほとんどの場合教えないですね。

教えた場合と教えない場合と差がありそうですね。

ある程度言語能力が育っていて、こちら側に協力する姿勢がある子であれば言ったほうが伸びる可能性があるかなと思います。

ねえ。そうしたらこの基礎訓練である程度できたときに、最終目標であるジャングルジムでテストしてみない、とか持っていくことできるでしょ。そしていくらか前よりやりやすくなっていると、「ほら、あの訓練でできるようになったでしょ」と同じ思考レベルにいることになるでしょ。そうすると術者と受益者が同じレベルに立つことができるでしょ。僕そういうのが好きでね〜。

そこがわかんなかったです。学校でやることは。お習字にしてもなんであんな姿勢でああいう筆の運び方をしなければいけなかったのか、当時はまったくわかりませんでした。今になってわかります。だからどうしてもっと種明かししてくれなかったんだろうと思うんです。

種明かしすればね、単純な動作というものが複雑な動作の基礎にあるということを体験的にわかればすごく勉強する気になると思うんだけどなあ。

そう。学校はその種明かしをしない。今子どもたちに教えていることが将来どう役に立つかの種明かしをしない。

私は大地君のママたちがすごいなと思うのは「通学するのは小学生のお仕事です。将来会社に通える人になるためのトレーニングです」ってちゃんと教えているところなんです。大地君はそれを理解しているから、雪道でもちゃんと学校に通います。

いいよなあ。

だからちゃんと、将来のためだって言えば不登校とか減るんじゃないかと。最初から教えてあげればいいのに。

私は雨が降ったっだけでも学校に行くのがイヤでしたもん。

だよね〜。

人間は、どんなに幼くても未来という概念はもつからね。犬は持つかな？　盲導犬なんかは持つみたいだな。

はああ。

未来という概念がなければ、主人が行こうとする方向の信号を見て青だから行くとか赤だから行かないとか判断できないでしょう。だから盲導犬には、言語では表現できないけど、未来という概念と同じものがあるはずですよ。犬でもわかるんだから、治療を受ける側には、未来という概念を教えたほうがいいね。

生命体としての自分を考える

まあそういうことを考えると、じゃあどこから生命体としての人間の堕落が始まったかというと、農耕の発明からだろうという説があるけど、僕は文字の発明からだろうと考えたんです。それで「『現場からの治療論』という物語」という本を書いたんです。

自閉症でこういう事例があったんです。文字を覚えるまではすごくきれいな絵が描けていたのに、文字を覚えたとたん絵が崩れてしまった。アルタミラの壁画なんかは、まだ音声言語だけでやりとりしていた民族が描いたんだろう。だからあれほど精密なんだろうと。

だからあの段階ではまだ芸術ではないんだろうという考え方に触発されて書いたんです。芸術というのは、写実でやっていたものが文字言語にかわっていったん使われなくなって、そしてもう一度本来の生命体としての機能をどこかで保持しようとして芸術が生まれてきたんだろうと今理屈付けしているの。だから文字の代用となるようなものをわれわれは芸術とは感じないですよね。北朝鮮のポスターとかね。

人によっては、箱庭療法などが効果的です。自閉症圏の人はほとんど言葉のカウンセリングは役に立たないんじゃないかと思います。芸術療法とかがいいんじゃないかと。

僕は一時はそういうことで芸術療法に近づいた。二十年くらい前にね。

私だったら芸術療法より運動のほうがいいな。

芸術療法にもダンスとかありますよ。

大地君なんかは音楽が好きだからダンスなんかいいんじゃないかと思うんです。音感がいい人はダンスがいいよね。ちゅん平さんもダンス好きだよね。

僕は太極拳をやっている。

私は汗だらだら系が好きなんです。心拍数１５０くらいまで上げないと運動した気がしない。

私は色々なモノをピックアップしてプログラム作ってます。

そうですね。ちゅん平さんは上手に自分に合った運動をセレクトして組み合わせていますね。

合っているものもそれぞれ自閉症の人で違うから。

私たちはどういう運動をさせるかを決めるためにも感覚統合検査をやるんですね。

なるほど。

運動も色々ありますから。何がその人に必要なのか検査してみなければ。ある人はバランス、ある人は協調運動、ある人は運動企画とそれぞれ違ってくるんですね。

知識を身につける

あとね、知能がある程度ある人であれば、自立の確実な方法は、知識があることなんですよね。

だから、専門家なんで早く言わないか、というのは本当なんですよね。知識というのはまったく情緒がなくても自立できる方法ですよね。

ニキさんやちゅん平さんはよく「なんで言わないんだろう、専門家」って言っていますよね。今回だって岩永先生は、骨盤のかたちをなぞる検査が小脳系の動きを測るとか突然言い出すし。

そうですね〜。

それは「知らしむべからず、寄らしむべし」だからでしょうね。

知らしむべからず寄らしむべしのもっとも純粋なかたちは手品なんですよ。

当事者にきちんと知識を教えない専門家は、手品に近いことをやろうとしているわけね。マジックにかけようとしているんですよ。知識を占有するものは、必ず相手を支配します。だからＣＩＡとかスパイがあるわけでしょ？

いや、岩永先生は別に意地悪じゃないから、たんに「まだはっきりしないから断言しない」情報だと判断されていただけだと思いますが。でも仮説でもいいから、今のところわかっている限りこの検査は脳のどこの機能を測っているかとか教えてもらうと面白いよね。

そうですね〜。最新のことは知りたいかも。

でもね、神田橋先生。医療って人を救うもんなんじゃないんですか？　私、今ひとつそこがわかんないんです。

救う気がなくて支配しようとしている医療者に、僕は腹が立つんです。誇らしげに診断名だけつけたって、対処方法まで教えないと患者さんの利益にならないでしょ。

成人の人で発達障害と診断されたい人は何を求めているんでしょうか？

治療の道が見つかるかもしれないからじゃないかな。

治療の基盤は学習なんですよ。だから学習障害を伴う発達障害の人は二次障害も治りにくいんです。だからこそ、どういうメカニズムで不具合が起きているのか、きちんと教えることが治療につながるんです。

浅見さんが「診断されたい人」と言うのは、発達障害じゃないかもしれないのに発達障害とつけてほしい人のことですか？

そうではありません。診断されたい人がいっぱい出てきたのはなんでだろうという単純な疑問です。

それはこういうことです。統合失調症は心の病気じゃなくて脳の病気だと言うと安心する人がたくさんいるんです。だからあなたは発達障害だから、あなたがうまくいかなかったのは、努力の足りなさや工夫のへたくそさじゃなくて、そもそも足が短かったんだ、といわれると責任が軽くなるのね。高機能自閉症の人たちは、知性優位性なので、知的に整理をして、整合性が整ったときに落ち着くという特徴をもっているのね。だから哲学とか数学とかに向いていたりもするわけ。だから一生懸命やっていてうまくいかない場合に、つきつめて考えるの。納得したいの。そこで脳が悪いんだといわれると、あ、そうか、脳が悪いんだ、ということになって、非常に責任が回避されてうつがよくなるの。腑に落ちることが必要な脳なんです。

腑に落ちて、発達障害についてたくさん勉強して、それで気持ちが明るくなる人はたくさん見てきました。そういうことなんですね。

 そうだ、岩永先生。感覚統合検査では、どういう検査で脳のどこを見るかとか、簡単にでいいのでまとめてもらえませんか？

 ぜひ、知りたいです。

 すごく難しいのですが、できる範囲でやってみます。

検査から見る脳機能・伝達物質についてのまとめ

by 岩永先生

子どもの場合、成人の脳障害ほどはわかりにくいのですが、運動や感覚、行動に出ている症状から問題のある脳領域などを推定できることがあります。感覚統合機能評価で実施する検査の中には、神経内科医が脳障害を判断する時に使っているものも含まれていますので、私たちはそのような検査への反応を見ながら、子どもの脳の中で上手く機能していない領域などを考えることがあります。

ここで感覚統合検査の結果に基づく脳機能や伝達物質の問題の推定についての例を挙げてみます。ただし、検査の結果と脳障害の対比を述べると憶測ばかりになってしまいますし、この検査スコアが低いと脳のここに問題があるのか、というような間違った判断につながるので、検査結果と脳障害の対比を述べるのではなく、検査結果からどのように推論しているのかの例をいくつか挙げることにします。

①左右差からの推定

私たちは感覚検査や運動検査の結果での左右差の有無にはつねに注意を払っています。大雑把な観察では左右差が見えない場合にも細かく検査をしてみるとわずかな左右差がみられることがあります。ニキさんもそうでしたね。左右差があることは、片方の脳のどこかが他方に比べ機能障害が大きいことを示している可能性があります。そして、このような左右差に加え知能検査などで言語能力に比べ視知覚能力が低かったら、劣位半球機能（言語などを司る脳半球と逆の半球）の発達の問題を疑うことがあります。そこから次に劣位半球機能の問題があるのであれば、知能検査でわかっていない他の劣位半球機能の問題もあるのではないかと疑います。そして、その問題をとらえようと別の検査や観察を実施します。たとえば、注意機能の問題がないかどうかを確認したりします。

この場合、知能検査だけでも、視覚認知機能の低さはわかるかもしれません。それに応じた視覚認知面の指導プランも考えられるでしょう。でも、それだけしかしなかったら子どもが持ち合わせている他の問題に気づきにくいと思います。一側の感覚や運動の問題や知能検査で測定できない劣位半球機能の問題があっても見過ごされてしまうのではないでしょうか。

知能検査の結果だけを細かく分析して子どもの問題点をとらえようとしても見えてこないことが、感覚運動の検査までやることで見えてくることはよくあります。それをやることで、子どもの問題を多面的にとらえ脳機能障害を推定しやすくなるでしょう。そして、知能検査のみではつかみきれていなかった問題を脳機能障害の視点から推定することにつなげることができると思います。

②運動系の問題の組み合わせから

筋緊張の低さや、バランスの悪さ、線をなぞる検査での細かいぶれ、指で鼻を正確に触る検査での不正確さ、継足歩行が上手くできないこと、積木を積み上げるときに振るえが大きくなる傾向などが組み合わさって出ている場合には、小脳系の機能の問題を疑うことがあります。

ゆっくりとした動きの模倣の検査や手を裏返しに素早く動かす検査などでのぎこちなさ、目をつぶって両手を前に伸ばす検査での手の不随意運動、両手を連続的に動かした際の模倣の苦手さなど、が同時に見られた場合に、基底核が関与する神経活動の問題を推定することがあります。

ここで取り上げた小脳などのようにある程度、脳の局所的障害と表面化する運動の問題の関係が明らかになっているものもありますので、感覚統合検査を実施する中でその問題が推測できることがあります。ただし、検査結果だけでは、他の問題が関与していないかについての除外診断はできませんので、その点には注意しています。

③神経伝達物質の問題の推定

検査から推定された脳の障害領域を元に、対象児者の脳機能障害を、神経伝達物質の代謝の問題など別の角度から再度考え直すことがあります。たとえば、基底核が関与する運動機能の問題に加え、実行機能の問題など前頭葉が関与する機能の問題が同時に見られた場合には、その部位で使われているドーパミンなどの伝達物質の代謝の問題があるのではないかと考えたりします。実はこれはニキさんの検査の時の考察です。

学校での巡回相談の中では、医療機関にかかっていない子どもによく出会います。そのような子どもが薬物治療の適用になるのかどうかをある程度判断しないといけません。子どもが薬物治療を受けるメリットがあるか否かを検討する時に脳の伝達物質がうまく機能しているかどうかを考えることが必要になります。よってアセスメントの中で子どもの伝達物質の問題はつねに考えています。

もちろん、前述の検査結果だけで障害部位や伝達物質の問題を正確に特定化できません。上記のような推測はある程度脳のどこにどのような問題があるのかの目星をつけて、治療的関わりのポイントを探ること、そして、それまでやった検査では見つからなかった他の問題への気づきを次のアセスメントにつなげることを目的としてやるべきだと思います。

前述の推定は成人の後天的脳障害の場合に見られる知見に基づいた見方です。このような見方は役立つことがあるのですが、子どもの場合、成人の時ほど検査で脳の障害領域を明らかにできません。子どもの脳では代償的な発達が起こりますので、ある脳領域に異常があっても前述のような検査では問題が表れないことがよくあるのです。そのため、あくまでも検査からの推定は参考情報の一つとして扱うべきです。

なお、検査結果からの脳機能の問題の推定は、脳科学や精神神経医学、神経内科学の知識に依存します。そのため私が最初に感覚統合を学んだ時の脳科学情報に基づく推測と現在の情報に基づく推測は全く違います。ですから、脳科学が発展途上の現在の脳の問題の推測も将来は古いものになるでしょう。そのような限界もわきまえて検査結果を見る必要があると思います。

現実の場面で役に立つ支援者は誰？

本当にこういう検査は子どもたちの特性をつかむのに必要ですね。でも私、小中学校で作業療法の方に会ったこと一回もなくて。

ええっ、そうなんですか。
スクールカウンセラーの方の配置というのは、かなり行き渡ってきましたよね。で、大変申しわけない言い方なんですけど、スクールカウンセラーでも優れている方がたくさんいらっしゃるのは知っているけれども、いくらスクールカウンセラーを配しても不登校とかいじめとか、全然減らないですよね？

守秘義務というのを叩き込まれているせいで、学校の先生にはいっさい情報を与えずに一対一でやっていくのが仕事だと勘違いしているスクールカウンセラーもなかにはいるかもしれません。

そうなんですか。
私は神田橋先生とかしまえりこさんの本を読んで「スクールカウンセラーも役に立つんだなあ」って思ったんですけど、意外と当事者の人たちとかからはカウンセリングって評判が悪いですよね。

いつもの暴論ですが、作業療法士さんがいればスクールカウンセラーとかいらないんじゃないかと思って。一学校に一OTで、スクールカウンセラーはたまにいればいいとか。

カウンセラーは今後、減っていくかもしれません。文科省でスクールソーシャルワーカー事業がすでに始まっているからです。

とにかく役に立つ人ならいてもいいと思うんですけど、カウンセラーでもソーシャルワーカーでも作業療法士さんでも。

パイが小さくなってくると、新たな人を入れなくなるよね。今いる自分たちが長年培ってきたものだから。

長年培ってきても役に立ってなければ仕方ないけど。

これまでの教育って厳密に成果を問われていなかったんじゃないでしょうか。企業で業績を問われるのとは違って。

あと作業療法士さんって、医師の指示のもとに動くと決まっていますよね。私は知的障害の施設にいたことがありまして、作業療法士、理学療法士などの専門職の方たちがいたんですけど、医者がいなかった分とても苦労されていました。だから学校現場でもそういうことが起こりうるんじゃないかと。

うーん。

じゃあ体操のお兄さんじゃだめなんでしょうか。私が精神的に不安定な子どもだったら、誰かに話聞いてもらうより校庭で運動したほうが気分転換できそうな気がするんですが。もちろん人によるでしょうが。

どこかの病院とつながったかたちで教育現場に行くとかしないといけないのではないでしょうか。現行の制度の下では。

まあ、そのＯＴの考え方しだいだと思います。自分たちがあくまで医療ベースだと思ってしまえば、医者がいないと動けないという風になるでしょう。でも今はＯＴの動き方もさまざまになってきました。福祉施設でＯＴと指導員しかいないとか、そういうところもありますので。そこでは診療報酬はとっていませんが、その中で作業療法士がイニシアチブをとって指導を進めています。

じゃあ、学校の中でも活動は可能なんですね。

すでに海外では、スクールＯＴが学校の中で活動しています。別に医療ベースじゃなくてもやれます。

そうなんですか。

心理とか様々なサービスの選択肢の一つとしてＯＴも置いてもらえばいいと思うんですよね。それで本人と家族に好きなものを選んでもらえるようになるといいと思うんですけど。

スクールＯＴというのは本当にいいと思います。佐世保に基地があるので、そこの学校をときどき見学させてもらうんですけど。

そこにスクールＯＴがいるんですか。

はい。ＯＴＡ、すなわちアシスタントですが。私たちが、医療現場でやっていてはできることに限界があるんですね。

そうですね。

だから学校に行って、その中で子どもの姿を見てアドバイスしたり先生方にお願いしたりしないといけません。医療機関でするアドバイスは、学校とは別の子どもに対するアプローチになることがあります。

相談室の中にいると、多動だと言われている子がとてもおとなしくて、想像すらできないんです。でもいざ教室で見ていると本当に多動なんです。だから、だめですね、医療現場だけで子どもを見ていても。

そうですね。発達障害の子どもの状態像は本人の生物学的な要素と環境の相互作用で決まりますから、生物学的には同じ人間であっても、環境との相互作用がまったく違うクリニックと学校では全然違う状態になってしまいますね。

そうですね。

学校という、いつも生活している場面での環境との相互作用で出てくる症状について観察してそれに対するアプローチを考えないと、生きた支援にはならないんじゃないかと思うんですね。私としては精神科や小児科の先生方も学校現場に出向いていって、先生方に対するアドバイスをしていただけるといいんじゃないかと思っています。

それだけの能力がある精神科医がいないねえ。能力がないと行ってもろくでもないことになるね。

それでも一回は行っていただきたいですね。支援がどれくらいのものになるかはわかりませんが。よくあるのが、クリニックの中だけで診療しているドクターが、学校で多動を指摘された子をクリニックで見て、おとなしいから「大丈夫だよ、お母さん、学校の先生が偏った見方をしているからだよ」と返してしまって、今度は学校の先生が保護者から反感を抱かれてしまうというパターンです。

どうしてそこで「ここではいいだけなんだ。学校ではだめなんだ」って思いつかないんでしょうか。

状況によって状態像が違うということを目の当たりにしていないとわからないと思います。

大人だとだいたいどこでもおんなじですよね。

そうかなあ？　私は今日神田橋先生の前だからこれでも猫かぶっていますが。

子どもが場面によって激変するとは想像すらできないんだと思います。

それはあるねえ。想像力の欠如。親がきとるわけだから「昨日一日どんなことがあった?」と訊きさえすればわかることだ。

すべて学校が悪いからそういう風になっていると思われるわけです。「クリニックではおとなしいのに」と。

子どもと学校の相性が悪いだけですよね。

でも学校現場に医療の人間が出かけていくとおたがい育ち合えると思うんですけどね。

ときどき学校の先生とのコミュニケーションを全然しないスクールカウンセラーの方がいますね。不思議です。

コミュニケーションはしたほうがいいんですか?

絶対しなきゃだめですよ。スクールカウンセラーのほうも先生方と力を合わせてやっていくという姿勢じゃないと、学校側はいらないものとして排除すると思います。

それでも小学校は変わってきています。力のある先生が担任するようになっていますね。学校の中心みたいになっている方もいます。少しずつ、コミュニケーションの上手な先生が特別支援教育を担当されるようになっています。本来は特別支援教育にこそ、コミュニケーション力が必要なはずですから。でも小学校に比べて中学校の変化はゆっくりです。

中学は受験があるからね。どうしてもそっちにエネルギーを取られるでしょう、学校も。

それは大きいでしょうね。

中学になると二次障害もひどくなります。

そうねえ。

純粋に発達障害に困っているというのが少なくなっていると思います。二次的なもので、たとえば、身体が動かないからとか、感覚が過敏だからというものが、中学生になるころには対人関係でうつなんかの二次障害を頻発している子の方が多くなるのではないでしょうか。特別支援学級の先生も、人間関係をはさんだ付き合いを生徒としていかなくちゃいけないんじゃないかと思います。だから、難しいと思います。思春期ってとくに多感な年頃ですから。

そうですね。それは言えてますね。

カウンセリングの限界

でも藤家さんの立ち直り方とかを見ていると、最終的な突破はカウンセリングでもたらされたものではなかったですね。それは人によるんだろうけれども。もちろん、立ち直りの途中までは藤家さんにもカウンセリングがとても効果があったとは思います。でも最終的な解決手段には見えませんでしたね。

そうですね。

カウンセリングって、なんか、中途半端に助けてくれるっていうんですかね。

それはね～すっごくいい言葉だね。中途半端に助ける、って。

なんというか……精神を病んでいると……。あ、たとえばちょっと妊娠するとかできないじゃないですか。

できないですね。

精神を病んでいるとき、私は丸抱えしてほしかったんです。たとえばそんな人が他にもいたとします。でも、先生はちょっとかかわってくるだけ。かかわってこられると、淡い期待を抱いたりするんです。でも、もしかしたら、この人は私を特別に助けてくれるんじゃないかなと思ってしまうんです。でも、カウンセリングから帰る道で、「ああ、結局一人で戦わなければいけないんだよな」とか思い返してしまったり。その中途半端さがたまに落ち込む要因になったりしました。

こんなせりふはどうだろう。僕はつまらんことばかり考えるんだ。「私は天ではないけど、自らたすくる人しか助けられないのよね」とか。

そのとおりなんです、先生。藤家さんは自ら助けたんですよ、自分を。

もちろん、それなりにカウンセリングにも助けてもらって、まあいい時期もあったりはしたけど、カウンセリングだけでは生活が立て直せなかったのに、ちょっと調子よくなったときに自分でハローワークに行って就労支援受けて、外に出る習慣とか軽作業・軽い運動を覚えて、やがてまた自分で作業所とか見つけてきて、そこに通うようになって、そこの作業所で仕事に意欲的に取り組むようになって、そうすると劇的によくなったんですよ。要するに、自分で動いたんです。そうしたら、よくなった。

で、作業所では今どんな仕事をしているんだっけ？

今は納期を控えたパンフレットの組み立てが大量にあります。毎日何時間でこれだけの数量をこなそうとか目標があるし、達成できるとうれしいです。仕事に燃えています。

ちゅん平さんは元来が仕事人間だからね。仕事があると生き生きする人種だと思っていましたよ。

それに、繰り返すと確実に技術の向上があるでしょ。それもいいね。

流れ作業なのでコミュニケーションも必要です。でもそのためのコミュニケーションには、別に相手のことを深く知らなくていいんだなとわかりました。

そうか。そういうところから習う必要があったわけね。色々なことが勉強できるね。やっぱり話聞いてくれるだけより働く場を与えられることは大きいね。

かかわってくれる人がいても、そこに限界を感じられることが大事だと思います。いい意味での見限りじゃないですけど。カウンセリングにかかっているだけじゃなんともならないんだ、とか。

一般人である私にとってはそんなの自明の理なんだけど、それがわかんなかったんだね。

わかんなかったです。それに、作業が作業療法になっていて、どんどん健康になっているような気がします。

精神科医は身体に注目しているか？

先生、精神科の先生方はうつの患者さんなどを診て、認知や気分が身体に影響を及ぼすことはよく考えてらっしゃると思います。一方で身体が変わることで認知や気分が変わるということを意識していらっしゃるお医者様は多いんでしょうか？

昔は多かったのよ。今はもう、身体の病気をすごく見落とすんですよ。たとえばホルモンの異常でいくらでもうつになるんだけどね。ずっと抗うつ剤のましてたり。甲状腺ホルモン一錠飲ませればぱっとよくなるのに。ＤＳＭが、そういう原因を考えないことに

なってるからな。

ああそういえばそうですね。

だから愛甲さんがうちの会社にいらして、「とにかく治るんです治るんです」とおっしゃったときに、最初は信じられなかったんですけど、先生は身体の状態をすごくよく見るんですとおっしゃったときに、「ああ、そうなのか。じゃあ治るかも」と腑に落ちたんです。

先生は患者側に立ったことはあるんですか？

ないねえ。

だと思いますよちゅん平さん。先生は最高に健康な方だと思います。

なのになぜ患者側の気持ちがわかるんですか？

僕は言葉で作る世界はなんぼでも作れるもんだからねえ、自分では信用せんのよ。

神田橋先生はどうしてそういう体と心のつながりに気づかれたんですか？　なーんてとてもプリミティブな質問なんですが、というのは、あまり精神科医の先生方おっしゃらないので。

うーん、言葉が下手な人が多いからだろうねえ。

言葉が下手だから？

僕は言葉は子どものときから自由自在に使えていたの。

そうでしょうねえ。ご本を読むとわかります。

だから言葉は信用しないの。

わかります。

便利な道具として、どうにでも使えるということがわかっているからね。

私もわりと言葉を使うのが自由自在にできるから、身体に興味を持ったのかもしれません。

　あとニキさんや藤家さんと付き合いはじめて、一番違いを感じたのは身体だったんです。認知、つまり世界の切り取り方は違うけど、喜怒哀楽もちょっとずつ傾向が違うけど両方とも持ってるし。でも体温調節できないとか、右・左って自分で号令かけて歩くとか、過敏性とか、そういうのが不便そうだと思ったんです。そこから花風社の自閉っ子シリーズは始まって、でもそんなことないんだ、心は身体よりスペリアーな存在なんだっていう反論もたくさんいただきましたよ。

　ところで、精神科医がわからんちんだとしても、整体の先生とかに教えられないんですか？　先生が知っていらっしゃる脳と身体のつながりを。精神科医が身体との関係に気づかなくても、整体の先生に自閉症者に効く整体とかを。というか、お知り合いの発達障害の人で整体とかマッサージとかでコンディション作りをしている人は何人もいるので。

岩永先生の息子さんみたいに、気持ちがいいとまたしてもらおうという気になるもんな。

本当に顔がぱーっと明るくなりましたものね。

ええ。にこやかな顔をしていました。

僕のは早いでしょ？　整体だと一時間かかって四千円くらい取りますね。

先生はどうして早いんですか？　見えるからですか？　どこが悪いか。

見えるからですね。それに、どっちに動かしてほしいと身体が要求しているのがわかるから。整体の人はたいていは手順どおりにやるでしょうね。教科書どおりに。僕はピンポイントでやるから。

先生、この本は売れるかもしれないけど、やっぱり先生のところには患者が増えちゃうと思いますよ。

そら困るな。せっかく僕はあれを確立したのに。「あなたにはしっかりと話を聞いてくれる人が必要ですよ。どっかで探しなさい」という逃げ口上を。

カウンセラーじゃなくていいんですよね。

カウンセラーじゃなくていいです。僕はそれにこう付け加えます。「話を聞いてあげるのに一番いい人は自分です」って。

そうですよね。

自分が一番いいのよ、話者として適切で言葉もずれがないのよ。だから、しばらく自分でやってみなさいというの。それで行き詰ったとき私のところにくれば、五分くらいなら話聞いてあげるよ、って。

わはははは。

本当に病んでいるときにカウンセラーに話してもお金の無駄っていうか。

他人の気持ちは本来わかりっこないのだとの信念を持っている人じゃないとだめだよね。

そうですね。

人の痛みが自分の痛みになるわけがない。

そうそう、うさんくさいと思うのはそこですね。わかるわーとか言っているのを見ると、そんなのわかりっこないだろうよ、とか思ってしまいます。

こういう常識的なことを心理学の教室じゃ教えないの。講義のとき。

どうして？

講義する先生方がそれを知らないから教えられないのだと思います。

身体を使ってのコミュニケーション

神田橋先生がどこかでプレバーバルという言葉を書かれていたのですけど、その中の一つが触覚や体性感覚を使ってのコミュニケーションだと思います。言葉でやり取りが成立していない場合でも、触れ合ってコミュニケーションが成立することがあります。

発達障害の人に害がないプレバーバル、ノンバーバルのコミュニケーションはハイタッチだね。

なるほど。

ニキさんと藤家さんはＥＴの挨拶をしているね。指先だけで。触覚過敏がある人同士のハイタッチだね。

手のひらは能動性のシンボルなんですよね。つまんだりつかんだり、手のひらを使っているでしょう。たたいたり払ったり。手のひらは相当触られることに警戒心がある人でも平気なの。

触られると触覚過敏が起こる子でも自分から触るのはほとんどの場合平気です。いやがりません。

私は自閉症のまだ言葉が出ない子どもたちに、プレバーバルな刺激として、身体をひっぱったり揺らしたりという遊びをします。自閉症の子の親御さんの最初の主訴は「言葉が出てこない」、「しゃべらせてほしい」ということなんですけれども、それ以前のプレバーバルなコミュニケーションができていない場合が多いです。ですから私たちは取っ掛かりとして体性感覚を使ったコミュニケーショントレーニングをやっていきます。

自閉っ子シリーズでもイラストにしていただきましたが、私は重度のコミュニケーション障害がある自閉症の子どもに対して、足を持って揺らすなどの固有受容刺激を与える遊びをします。すると子どもが私の手に訴えかけるように足に力を入れて、もっとやってほしいという反応を示すことがあります。このような身体感覚を使ったコミュニケーションができるのは感覚統合を指導に取り入れている者の強みだと思っています。

 そういえば自閉っ子シリーズのイラストレーターの小暮さんは柔道をやるんですけど、乱取りすると相手の体調がわかるんだそうです。

 そのお話は感覚運動アプローチをやっている立場としては興味深いですね。

私たちは、子どもの運動反応を文字通り肌で感じることにより、その情動をつかみとろうとすることもあります。子どもと身体を使って関わっていると機嫌が良いのか悪いかなどはよくわかります。

子どもによっては、表情よりも運動反応の方に情動が反映されていることがありますので、そこに注目したほうが的確な対応が生まれることがあります。

感覚統合は感覚刺激を使って脳を育てることが強調されていますが、実は臨床家はそれだけではなくて、感覚刺激をプレバーバルなコミュニケーションの道具として使って、子どもたちの対人意識やコミュニケーション力を育てるということを目指しています。だから言葉が出ていない自閉症のお子さんでも感覚統合をやっているときには治療者とアイコンタクトが取りやすかったり、なじむのが早かったりします。経験する中でわかることは、物を介したかかわりより、身体を介したかかわりのほうが子どもが他の人になじむのが早いということです。安心感も芽生えやすいです。

私もすごく人嫌いで誰も信用できなくなったとき、まず母になじんだのはハグをしてくれたからなんです。うーっと怒っていてもハグをされると安心するというか、身体のほうが先に受け入れて、そのうち自分からハグを求めるようになりました。身体と身体のふれあいは、すごく感動的な話を聞くよりも、「あ、これが人を受け入れるということだ」とわかって、言葉よりもすごく大きかったです。

脳が発達する一人遊び

人類の脳は直立して手首から先を使うようになってから発達したので、手首から先を複雑に使うような仕事は健康にいいし脳を発達させるんです。で、どんな作業があるかね、っていうと、ほとんど家事なんです。

そうですね。お箸使うのも。

魚をさばいたりね。パンこねたり。野菜洗ったり。そういうのはいい脳の訓練になるんです。

だからちゅん平さんも就労訓練受けてから安定したのかな。

毎日食器洗いができる人は素晴らしいと思うんですよ。

だから作業でも家事でも、上手にできるようになったら、「あ、これだけ脳が発達したんだ」と思えばいい。喜べばいい。千里の道も一歩からだからね。

手首から先を使うのと、鏡の前で百面相体操をするのが脳の発達にはとてもいいと思うんです。発達障害の人を見分ける一つの指標は、表情の種類の少なさですね。内面を写した表情がどれだけ出ているか。

三歳児検診の中で発達障害の判断に生かせる項目を検討していたとき、たくさんの項目中から統計手法で抽出された四つの項目のうちの一つが他の子に比べて表情のバラエティが少ないというのだったんです。笑う、怒る、泣くとか単純な表情はできるんですけど、中間の微妙な感情を表す表情が少ないんですね。

少ないですね。ためらうとか恥らうとか。

私は「ほほえむ」ができなかったです。

自分もできないし他の人のそういう表情もわかりにくいみたいですね。泣いている怒っているとか極端な表情はわかるんだけど。

発信を練習することによって、受信もよくなるんです。受信をトレーニングすることによって発信のほうもよくなりそうに思うけど、それは難しいですね。

そのあたりはやはり、ミラー・ニューロンの話になってきますね。

だから僕は、ひまがあったら鏡の前で百面相体操をしてごらんと言うの。百面相体操もミラー・ニューロンの育成にはつながると思う。

相貌失認（知っている人の顔を見ても誰なのかわからない状態）様の問題を持っている自閉症の人がトレーニングによってどれだけ変わるかは見たいですね。そのような人は表情を読み取るのもうまくできてないと言われていますけど、それがトレーニングによってどれくらい変わるか関心があります。

あれなんかいいんじゃないかな。映画のシナリオを買ってきてさ。

あ、よくやります。マンガで。今回は何役をやってみようとか。

そうなの。そういう風に遊ぶの。

私は闘病中、両親が共働きで家にいなかったので、家中を舞台にしてやっていました。「はいからさんが通る」が大好きだったので、今日は紅緒さん、今日は環って。それをやっていると、感情の出し方もわかって。せりふひとつひとつにどんな意味合いが込められているんだろうとか考えると、その人の人物背景みたいなものが浮かび上がってきて。で、せりふを読んでいると、それを私たち人間に置き換えて、この人はこういうこと言っているけど、その裏にはちゃんと意思というものがあるんだと発見したりしました。とにかく身体を大げさに使いながらやっていました。

対人関係をよくする訓練としても役に立つしね。そして一番印象的なのは、その行動自体が自動的に報酬を生み出しているということ。そういう遊びみたいなトレーニングを見つけてやればどんどん自学自習ができる。だからそういうのを見つけると患者さんに提示するの。そうするとあと自分で見つけるようになるからね。そうしたらもうこっちはアイデアだけ提供して終われる。忙しいからね。どんどん患者さんは来るわけだし。

一人芝居って結構訓練になると思います。

しかもやっていて楽しいですね。わかってくるから。

その場合の報酬というのは？

役の気持ちとかがつかめるようになるでしょ。

ああ、それが報酬なんですね。

わかってきた、みえてきた、つかめるようになるでしょ。それが報酬です。

一人芝居は今でもやりますね。あと曲を流しながら、まったく歌詞とか見ないで、音楽の流れでこういうシーンなんじゃないかなと想像したりして一人芝居をするとかやっています。

そういう自発的なトレーニングが、薬物服用によって全部減るのよね。

はあ。

メジャートランキライザーはそういうものを減らすの。

ああ。

だからメジャートランキライザーを出すと、ようならんのです。

それをご存知の精神科医の方はほとんどいらっしゃらないのですか？

漢方を使う理由

今ようやく三次障害という言葉が使われ始めたでしょう。薬物の適切な使い方が行われなければいけないということになって、けどそんなの当たり前でしょ？　今まで「不適切な使い方でいいんだ」と言われていたかというとそんなことないよね。だから「適切な」という言い方は大嫌いなんだ。

ふーん。

「適切な」とか「慎重に」とか、反論できないでしょ？　大嫌いだ。そういう言葉を使う人間は、なんにも考えていないと思っていい。

先生はバイオロジカルな理論に基づいて治療していらっしゃるし、西洋医学の精神科のお薬も処方されますが、そういう薬の害みたいなのにも敏感ですよね？　たとえば漢方も取り入れていらっしゃるし。でも私今回勉強してわかったんですけど、意外と精神医療の現場って漢方が使われているんですね。エビデンス重視のお医者様たちによっても。

とにかく患者をよくしたい気持ちが強い先生方は、よくなるものなら使いたいという気持ちをお持ちです。だから漢方を使っている先生も結構いらっしゃいます。

こういうブラックユーモアがあるの。腕の痛みを取る一番確かな方法は腕を切り落とすことだ、ってね。精神科のお薬の作用はちょっとそれに近い。脳の働きを抑えて悩みから解放するんだから。とくに発達障害の人の脳には処方は少量にしなくてはいけないということが、だんだんわかってきましたね。ふつうの人の八分の一や十六分の一でいいこともある。

とくに発達障害の人は脳を発達させないといけないんだから。薬はそれを妨げてしまう。五歳で精神科に来てうつ病と診断される。それで一生抗うつ剤をのみなさいと言われる。でもね、五歳から抗うつ剤のんでいる子がずーっとのみ続けて八十五歳で天寿をまっとうするなんてことはあってはならない。義足を使うのと違うんだからね。

僕はね、五の法則と言っているの。

五の法則？

僕のところに来ると、それまで五年薬のんでいた人が五ケ月で量が五分の一になる。そして薬をたくさんのまないせいで健康になる。

先生は精神科の薬を減らしたいから、バッチフラワー・レメディとか、そういうものも採り入れていらっしゃるんですか？

先生の場合は、誰にどれが合うかがわかるので。

でもね、それはみんな自分で勉強すればいいんだよ。それで試してみればいい。高いものじゃないんだから。その分野の本もたくさん出ているし。

バッチフラワー・レメディで今、私に合うのはどれですか？

……ないねえ。今のあなたは必要じゃないみたい。

それって私今、すごく健康だっていうことですか？

そうみたいねえ。

すごい！

すごいね！　ちゅん平さん。

バッチフラワー・レメディを考案したバッチ博士はえらい人ですよ。もともと西洋医学の名医ではやっていたんだけど、治してもらう人と治す人という階層が強くなっていくのが医療の正しい道だろうか、医学というのは病んでいる人が自分で治療できないといかんのじゃないか、と。突然思いつくんです。それで医院を閉めてしまって、研究一筋になって、死ぬときは文無しだったらしい。野口整体の創始者の野口晴哉もそうだ。どんどん治る。もう五分か十分で。競走馬を治して車もらったりね。でもこの人も同じように、私が治すから誰も養生せんようになる、治療やめた、ってなっちゃった。で、体操みたいなのを開発したんだ。「活元」という。

自己セラピー

私、自己セラピーができれば一番いいかなと思うんです。

そうだよ。それが一番いいんだ。患者さんが自分でやる。金かけずに、

そうなんですよね。お金がかかるんですよね。

そう。だから金かからない方法を考えるの。このバッチフラワー・レメディは日本で一本二千円くらいで売っているけど、どの本見ても自分で作る方法が載っているんですよ。おそらくバッチ先生の遺言だったんだと思います。イギリスにいる人だったら花全部あるから自分で作れる。

イギリスのしちめんどくさい医療制度からこういうものが生まれてきたのか、それともこういうものがあるから今みたいな医療制度でやっていられるのか。最初にプライマリードクターにかかって、専門の医療までたどりつくのに時間がかかりますよね、イギリスの医療制度って。

日本のマッサージ師でイギリスで開業している人もいるね。私費診療ならいいと営業を許可されているみたいだ。向こうでマッサージで生活している。そういう人に活躍の

場を与えることによって、保険制度が助かるからね。

ですよね。日本の皆保険の数少ないマイナス面が、代替療法が怪しげに見られすぎるところだと思います。素人の私なんかから見ると、白猫でも黒猫でも鼠をとる猫はいい猫に見えますが。正規のお医者さんは日本中どこでも三割負担で見てもらえるし。そういう意味で代替療法は経済的に敷居がかえって高いかな。でも国によっては、代替療法として扱われている療法にも保険適用になっていますね。

日本でも、有名医になると待ち時間料もとるから大変だよな。

そうです。

何それ？

待ち時間料取るんだよ。アポイントメントに対して。

それに比べてイギリスの医者なんかは、請負制だからあまり薬くれないんだよね。「ああ風邪だったらレモンティーがいいですよ」とか。

でも私も今生活を安定させるのは、あまりお薬とかに頼っていないです。すごく薬の量が減ったんですよ。だからマッサージとアロマテラピーとしょうが紅茶で生活しています。

しょうが紅茶ってあったまるの？

しょうが紅茶いいですよ。藤家さんにはしょうが紅茶とりんごにんじんジュースはいいよ。あなた身体が冷えているからね。

女性は冷え性の人多いみたいですが、私女性なのにちっとも冷え性じゃないです。

あなたは運動するのがいいね。筋肉つけば冷えないからね。

運動はやりますが、やればやっただけビールがおいしすぎるんですが、酒量が減るいい方法はありますか？　何しろ意志が弱いので。

焼酎風呂がいいよ。焼酎をお風呂に入れるの。杯半分くらいでいいから。

もったいないな。お風呂に入れるより、どうせなら喉に入れたい。

お風呂に少し入れるだけで、飲む量は減るよ。

だとしたら健康にいいし、カロリーも抑えられるし一石二鳥ですね。お財布にもやさしいし。

と言うか、神田橋先生はずいぶん代替療法的なことに親和性があるようですが、代替療法を採り入れるって、やはり検証されていない以上リスクはありますよね。

神田橋先生みたいに、その人にあった療法が見分けられるお医者様がどこにでもいるわけではないので、次の章ではぜひ、自分なりに自分にあった養生のコツをつかむために必要な考え方を教えてください。

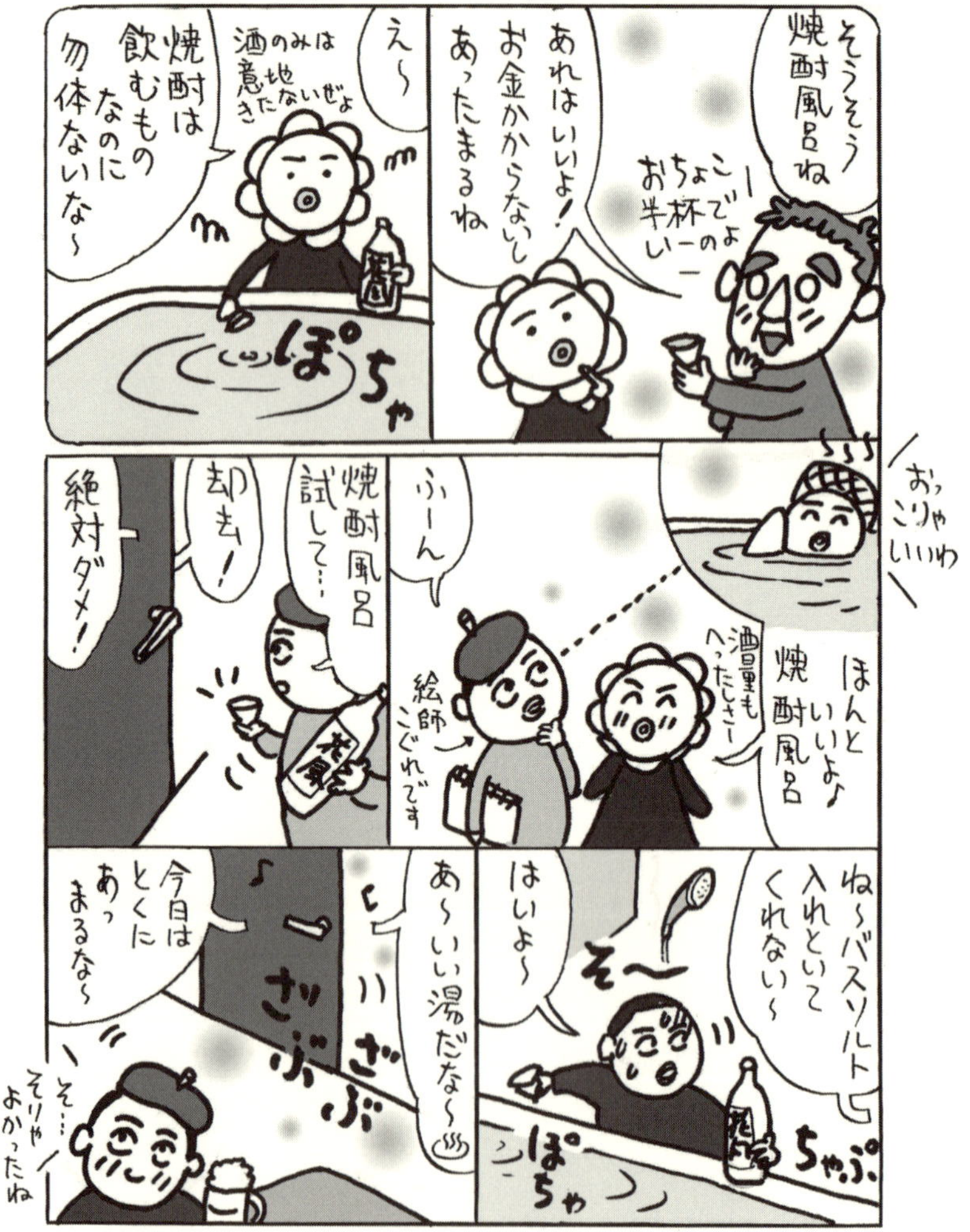
そうそう焼酎風呂ね
おちょこ半杯でいーのよ
あれはいいよ! お金かからないし あったまるね
え〜
酒のみは意地きたないぜよ
焼酎は飲むものなのに勿体ないな〜
ぽちゃ
おっこりゃいいわ
ほんといいよ♪ 焼酎風呂
酒量もへったしさー
絵師こぐれです
ふーん
焼酎風呂試して…
却下!
絶対ダメ!
ね〜バスソルト入れといてくれない〜
はいよ〜
そ〜
ちゃぷ
ぽちゃ
あ〜いい湯だな〜
ざぶ
ざぶ
今日はとくにあったまるな〜
そ…そりゃよかったね

焼酎風呂とバスソルトは併用可です

〈第七章〉

養生のコツをつかむコツ
ＥＢＭと代替療法

代替療法を否定しない理由

神田橋先生、先生は精神科医のカリスマ的存在であり、西洋医学のお薬も使いながら、いわゆる代替療法にもかなり接近していらっしゃるという印象を受けるんですが、ずばり、それはどうしてですか？　世のお医者様たちって、やはり検証重視で、代替療法を怪しげに見る方も結構多いですよね。さらに失礼を承知で言ってしまえば、エビデンス重視でお仕事されている先生方が、代替療法についてかなり柔軟に考えていらっしゃる神田橋先生をなぜか異口同音に尊敬していらっしゃる。お医者様たちというのは、それほど長幼の序を重んじるからなのかな、とか、それ自体が私には謎です。やり方が全然違うのに、なぜなお神田橋先生はこれほど尊敬されているのだろう？　と。失礼な質問ですみません。

臨床で実績を上げられているからですね。

そんなことありませんよ。なんだか変なことやっている人だと思われていますよ。

僕が代替療法を薦めるのはね、代替療法は、患者さんが自分で取り組めるからなんです。バッチフラワーにしたってね、本を買って来てどういうものにどういう作用があるのかとか勉強をしてみて、じゃあ自分にどれが合いそうか考える。これがもう自己セラピーの始まりなんです。

あ、すごくよくわかります。

それにね、代替医療は患者さんに医療の主導権が一部委譲されるんです。サプリメントや健康食品がこれだけはやるのも、人には自分の健康に役立つことを自分でやってみたいという気持ちがあるからです。僕は、医療者と受益者はできるだけ情報を共有すべきだと思っています。「知らしむべからず、よらしむべし」じゃいかんのです。

なるほど。代替療法に取り組むことによって、医療の主導権が一部、委譲されるというのは本当にそうですね。

私も診断を受けたあと、自閉症やアスペルガーについて書いた本をむさぼるように読みました。知識がつくだけでも自己セラピーになったと思います。

診断がついて、本を読んで、それがリハビリみたいになったっていう話はよく聞きますね。この前も診断がついたあと、集中的に本を読むだけでもう脳が変化してきたような気がする、定型発達の人との違いがわかるだけで社会の謎が解けて生きやすくなったとか、そういう読者の声をいただいて、不思議だなあと思っていたんですけれども。そういうことってあるんですね。

　ただ本を読んだりといった活動と桁違いのお金がかかる代替療法も中にはありますし、きちんとした実験で検証されていない以上リスクも高いですよね。

だから僕は、代替療法を薦めるときには次の三つを大切にしているんです。

1　自分でできて

2　金がかからなくて

3　できたら身体の中に何かを入れない

なるほど。

代替療法を批判する人は、とにかくお金がかかって自分でできないことがいやみたいだけど。これを原則にしていたらあまり被害は大きくなりませんね。

最終的には自分でできてお金がかからない、どこでも手に入る安いものでできるようにするのが目標です。

たとえばさっきの8の字回しですか？　あれは私には効いたような気がしますね。先生のお話はやはり教養の宝庫なので、長時間お聴きしていると脳みそがくたびれますが、8の字を回すと頭がすっきりするような気がします。私はノリがいいので単なるプラシーボ効果かもしれませんけど。

プラシーボ効果だっていいんだ。プラシーボ効果ほどいいものはない。一番いい治療法だ。

あ、そうか。

薬のプラシーボ効果だってそう。何も薬理作用のない薬で効くんだからねえ。こんなにいいことはない。

 副作用もないし。こうやって頭に8の字を描くなんて、一銭もかかりませんものね。これを読んでいる読者の皆さんも疲れたころでしょうから、やればいいのに。ええと、左手が下ですよね。

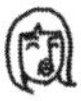 その上に右手を重ねます。それで8の字を描きます。疲れている場所に。

 回りやすいほうでいいの。それと、脳が必要なくなったら回らなくなるから。

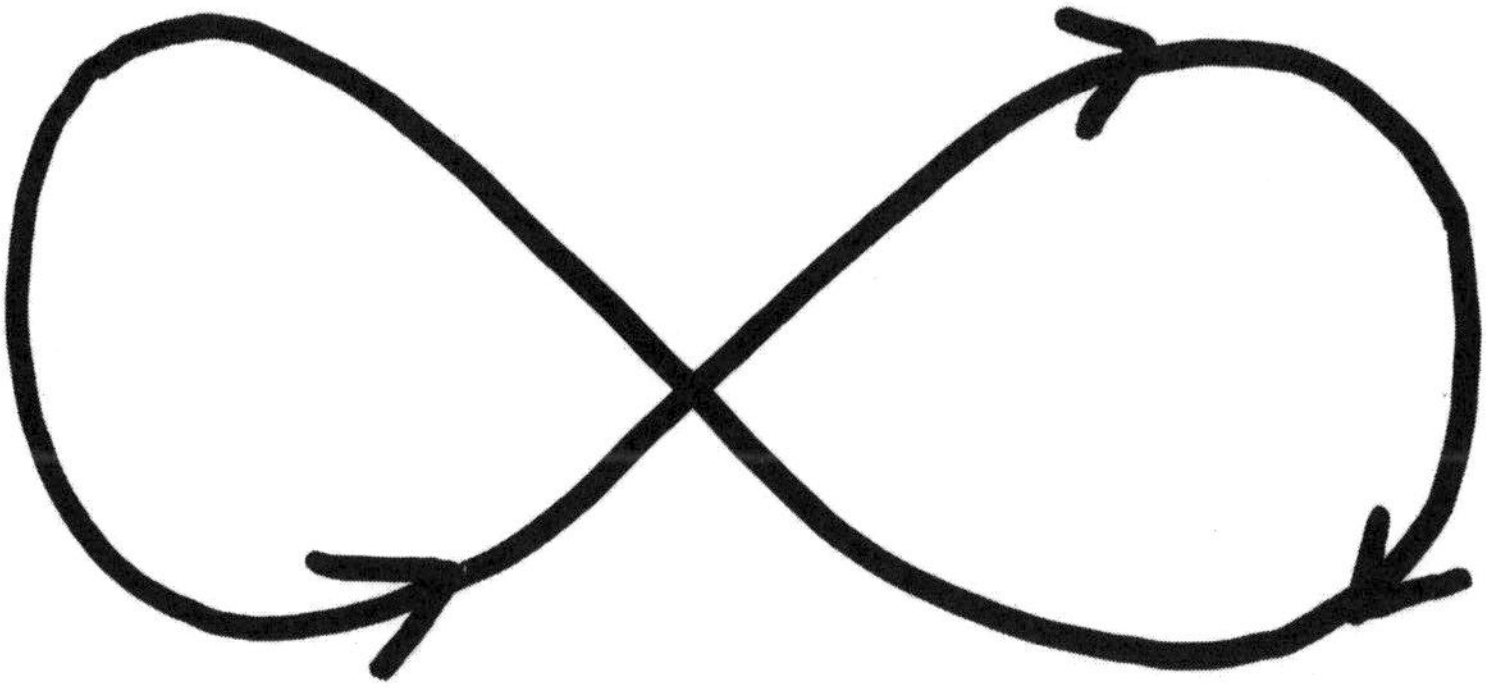

医者に治す気があるかどうかを見極める

まあこうやって8の字を回しているだけでしたらね、傍からバカみたいに見えるかもしれませんが、自分でやっている限り誰にも反対はされないと思います。

お子さんの場合なんかね、家族が手を重ねてやってもいいんだよ。

そうなんですか。

でもサプリメントとか、漢方とか、そういうのは、主治医によって止められるケースとかもあるわけじゃないですか。

またその理由が「そんなもののんだら自分が出した薬の効果が検証できない」だったりするんだよな。バカみたい。データ採りのために医療があるんじゃない。目の前の患者さんをちょっとでもよくするために医療があるんだ。たとえば漢方薬はね、さっき言った治療の主導権の委譲ができやすいんですよ。自分で本買って来て勉強するのがそれ自体がセラピーなんですよ。それを止めるような医者は治すことに興味がない。おそらく治療法の研究にしか興味がないんでしょう。治療を大事に考える医者なら、できるだけ患者の治療意欲は大事にして患者の養生心を引き出す。それに協力するという姿勢をとるでしょう。

僕は「たんに正しいにすぎない」っていう言葉をよく使うの。あと「これは科学的ではない。そんなつまらないものではない」って言うの。

はあ。

でも検証されていない医療には手を出しちゃいけないんじゃないんですか？　危ないんじゃないんですか？　春ウコンとか整体とかなら、たとえ効果がなくても害にはならないかもしれないけど。

春ウコンはたまに肝臓に副作用があるから、肝臓の弱い人は気をつけなくてはいけませんけどね。それに、ふつうは処方量もすごく少量でいいです。茶サジ一杯くらいの量で。知的障害児施設の子たちにものませると、具合よくなるよ。検証はされていないけどね。

あ、そうなんですか。

ただね、精神医療全体に、そもそも検証自体がまだ全然追いついていない。発達障害の分野はとくにそうでしょう。

ていうか私のような素人には、そもそも、ＥＢＭと代替療法のはっきりした線引きがどこにあるかわからないです。

そらわからんよ。

岩永先生はどう区別なさっているんですか？

なんらかの科学的な検証をされたものが正規の医療で、それがまだされていない、あるいは検証がうまくいかなかったものが代替療法だと考えています。

僕は違うと思う。検証法がまだ届かないもの、見つかっていないものが代替療法だ。検証法が見つかって無効だと検証されればそれは消える。

はあああ。たしかに。

じゃあ代替療法の中にも、人によって効果のあるものはあるわけだ。検証されていなくても、万人がトライしちゃいけないってわけじゃないんですね。

そうです。自分には何が合っているか探すプロセス、自分の「気持ちがいい」状態を探す営み、それ自体が養生なんです。

小さなEBMのススメ

そういえば先生、ご著書の「発想の航跡２」（岩崎学術出版社）の「治療のための診断」という一文に「小さなＥＢＭ」という言葉を使っていらっしゃいましたが、あれは面白かったです。

ＥＢＭの一番信頼性が高いのは、自分をコントロールにしてとる検証でしょう。一症例交差方式だ。それが一番確か。

優れた医者が目の前の患者にやっていることはつねに小さなＥＢＭですよ。こっちがよかったとか、いややっぱりこっちだ、やっぱりこれに戻そうとか、毎日やっているわけ。「希望がないということが確証される研究」なんかつまらん。そういうものじゃなくて、その目の前の人を救うにはどの方法が合っているか、を探ったほうが楽しいし役に立つ。

たしかに。

ＥＢＭっていうのはね、多数決なんですよ。七割に効いたって言ったって、自分が残りの三割だったらどうするの。七割の人がよくなりゃいいんだ、っていうのはいかんです。

治療っていうのは基本的に実験です。いかなる場合でも実験です。けど、ＥＢＭにはたしかにいいことがあって、それは「やってみないとわからない」という考え方がＥＢＭの根本にはあるのです。

まだ検証法の見つかっていない代替医療は、「最先端の実験医療」と考えています、僕は。

はあああ。

検証が追いついていない

元九大教授でその後阪大の総長になられた山村雄一先生は、臨床からアイデアが出てきたのでない研究はただの研究バカだとおっしゃっていた。問題意識は臨床から出てこなければいけないと。

たとえばこういうことがあるのよ。僕と一緒によく仕事している漢方も使う精神科医がね、電話かけてきて言うのよ。わかもとをのむと気分がいいという発達障害の人が六人いるの、と。六人もいるの。で、わかもとを取り寄せて見て見たら、ビール酵母と乳酸菌の混合物だ。ビオフェルミンなんかと一緒だね。でもまあビオフェルミンじゃないだろうから、ビール酵母だろう。じゃあ純粋なビール酵母といえばエビオスだから、で、エビオスだったら消化器の保健薬としてもう七十年の歴史があるから、これならのましても害はなかろうと思って、使ってみたらだいぶよかった。

エビオスいいんですか？　うちに来ている自閉の子でエビオスが大好きな子がいます。ぼりぼり食べるんです。

エビオスってなんですか？

消化を助ける健康医薬品です。

胃腸の弱い子に上げるのよ。

アメリカでは消化器系統と自閉症の関係って研究されていますよね。日本ではまだ怪しいもの扱いなのかもしれないけど。

で、まあね、エビオスをのましてたのよ。そうしたらギャバを誰か見つけてきて、ギャバをのますとエビオスがいらなくなるの。作用が似ているんじゃないかな。

エビオスをのむとどうよくなるんですか？

なんかよくなるのよ。ご機嫌がよくなって、静かになるの。

だからエビオスが好きな子には食べさせたらいいですよ。あれは大人は一日三十錠ですからね。子どもでも二十錠は大丈夫でしょ。

岩永先生が支援されているそのお子さんは、お菓子みたいにエビオス食べるんですか？

そうなんです。だからＰＥＣＳに使っていたんですよ。

へえええ。

ギャバ入りのチョコレートとかあるでしょ。あれもいいですね。

消化器系に効く薬が自閉症の症状の一部に効果的だという研究もあったんです。セクレチンという薬があるんですけど、それをたまたま消化器系の症状に処方していたら自閉症の症状のほうのいくつかにも効果があったから自閉症にも効果があるのではないかと一時期言われていたんです。でもその後の検証で、自閉症全般には効果がないとわかりました。だから、ホルモンや酵素などの問題を持った一部の自閉症の子に効果があるのかもしれませんが、自閉症全般に効くというわけではなさそうです。自閉症は症候群なので、そういう子がいても不思議ではないんです。

 サプリメント辞典を引くと、ギャバはすでにＡＤＨＤに効くという説があると書いてある。

 私の知っているアスペルガーの成人の方は、一般の病院で保険診療で自律神経を安定させるための食餌療法を受けたそうです。別にそんなにきつい食事制限があるわけではないようですが、その結果抗うつ剤をのまないでも生活できるようになり、で、薬を抜いたせいで、体調がよくなったそうです。だから今そこの病院には、何人か発達障害の成人の人が通っているみたいです。もちろんこれも、人によって効果は違うんでしょう。

どんな療法も、効く人と効かない人がいるから、いつまでもどの療法も怪しいものとされているように見えるんですけど、神田橋先生みたいに誰に何が効くのかわかる先生が増えるといいですね。

 効果研究が始まった場合「自閉症に効く薬」ということで研究すると、自閉症全般に効かないと効くことにはならないです。だから元々の分類自体が間違っていると、効果

研究はうまくいかないんです。自閉症も脳の特性によって、A群B群C群というようにいくつかのサブグループに分けられるでしょう。そうするとこの薬はA群には効くけどB群には効かないとか、そういうことが起こりえます。そうなると今までのEBMの中では、「自閉症に効果がある薬」とは見なされません。

なるほど。

僕はこういう研究をなんでしないのかと不思議に思う。たとえばエビオスが効いた群と効かない群があるでしょ。そうしたら効いた群と効かない群の比較研究とかをやればいいのに、どうしてしないのかわからないねえ。

症候群全体に効果を試して、全体として有意な効果が出ないと、そこでみんなあきらめちゃいますよね。その先をやらないことがほとんどでしょう。

二つ群が見つかったんだから、エビオスが効く人と効かない人の指標を抽出しようというようなことはないですよね。なんとか一人でも多くの人を楽にしたいという情熱の欠如に思われるね。

「気持ちがいい」を探す

さっき春ウコンの話が出ましたけど、春ウコンにせよＰＴＳＤの漢方薬にせよ、必要なくなるとまずく感じるようになるんですよね。

そうそう。身体が欲しているときは甘く感じるの。治ってきていらなくなるとまずく感じるんだ。だからね、自分の「気持ちがいい」を探すのは大切なんです。

先生、「気持ちがいい」と言えば、この「改訂　精神科養生のコツ」にも書いてありますね。

　先生には「精神科養生のコツ」という名著があり、長年版を重ね、改訂版も出されています。それが「改訂　精神科養生のコツ」です。この中では、様々な身体や心への働きかけが提唱されています。その中には、私のようにとくに病気の経験のない者にも、日々のコンディション作りに役立てられそうなものもあります。藤家さんにも、先生とお会いすると決まったとき、真っ先にこの本を薦めましたね。

はい。読ませていただきました。とても参考になりましたし、それまで自分が取り入れてきた健康法と似ていたものもあったので、ああ、やっぱりやってきてよかったんだと思いました。

 この本を読んでいただいている読者の方には、ぜひこの本と併せて「改訂　精神科養生のコツ」（岩崎学術出版社）も読んでいただきたいです。ご自分の生活の中に組み込める養生法が見つかると思います。ところで「改訂　精神科養生のコツ」の中で先生は、「治療」と「養生」との違いについて書かれていますね。

 治療というのは自然治癒力を当てにして行う行為です。そして養生は自然治癒力を強める行為です。治療においては「するもの」と「されるもの」の区別がありますが、養生ではするものとされるものが一体です。

　そして、慢性的な苦しみには治療だけではなく養生が大切です。多くの精神疾患や発達障害、発達障害に伴う二次障害は慢性的な症状です。だからこそ、日々の養生が大事なのです。

 ここに「改訂　精神科養生のコツ」にも載っている「養生」と「治療」の連続性とその違いを表す表を転記させていただきました。

養生から治療まで

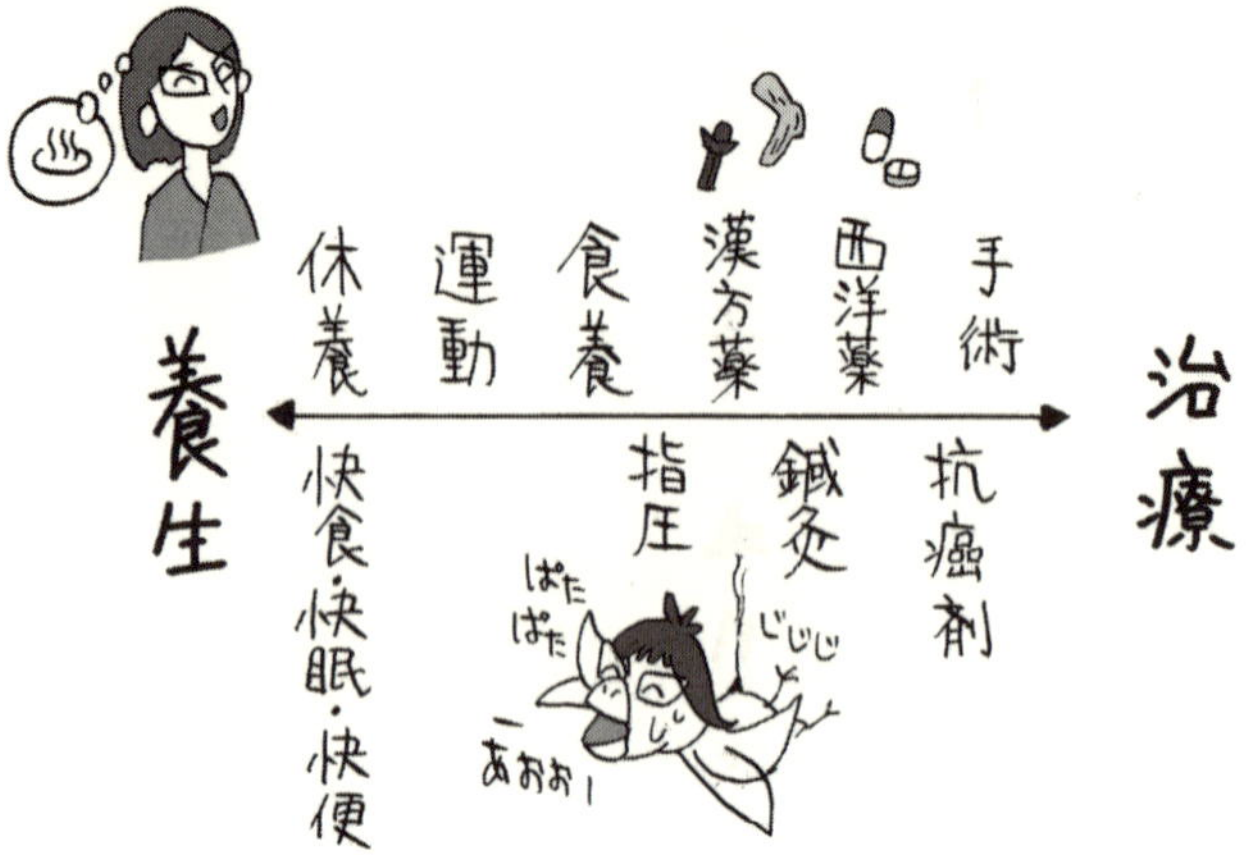

休養
運動
食養
漢方薬
西洋薬
手術
養生
治療
快食・快眠・快便
指圧
鍼灸
抗癌剤
ぱたぱた
じじじ
あおお！

養生と治療

	養生	治療
担当者	本人	専門家
方法	個人に合わせ試行錯誤	確立された技術と訓練
効果の発現	ゆっくり・曖昧	速やか・正確
副作用の危険	ない・少ない	ある
期間	長期・生涯	短期が理想
作用の本質	自然治癒の増進 ‖ 根本的	自然治癒力の活用 ‖ 一時的

これがあると、養生とは何かがわかりやすいですね。
そしてその養生のコツをつかむためのコツは、自分の「気持ちがいい」を大事にされることだと説いていらっしゃいます。ところが、「気持ちがいい」を探るのは、発達障害のある人には大変なような気がします。藤家さん、そのあたりどうですか？

「気持ちがいい」の向こうにある「さらに気持ちがいい」

たしかに、「気持ちがいい」を探り当ててそれに忠実に生きていると、自分の特性がわかって、生きやすくなりますね。でもそれは、実は自分の生活の中で取り入れていることであって、当たり前のように実行していました。
でも、それが「自分で自分にやさしくする」こころを育てていることだとは思いもしませんでした。

どういうことですか？

だって「気持ちがいい」ことは、とても楽に探すことができるじゃないですか。私、自分を大切にすることは、もっと難しいことだと思っていたんです。こんなにシンプルなことだったとは思っていなかったんです。自分を満たすっていうのはそれまで、物質的に満たされることだと思っていたんです。

ああ、そうだったのか。

だから両親にきつい要求をしたり、買い物依存にもなったことがあります。ほしいものを手に入れるということは、物質的に満たされることしかないと思っていたんです。

でも健康になってくると、満たされるというのは、そういうことじゃないんだとわかってきました。

私の場合、自分の感情は当てにできなかったけど、生理的な快・不快は当てにしていました。たとえばお風呂に入るとお湯が気持ちいいとか。それが治療につながっているということを、神田橋先生の本で教えていただいていたんです。

そして、そこで終わりじゃないでしょう。ただ「気持ちがいい」を追求するだけではこの世界で生きていけないんだと、先生の本にはそこまで書いてありました。

そうでしたね。

体力や気力がついてくると、色々な困難にチャレンジするのが「気持ちがいい」になるとあったので、今の自分はいい状態にあるということがはっきりわかりました。チャレンジが気持ちいいと感じられる状態にまで回復したのだと。

その、はっきりわかるという感覚が、また「気持ちがいい」んです。

作業をこなすのが気持ちがいいし、作業をしている自分を冷静に見つめられるのも気持ちがいいんです。

「気持ちがいい」を信じることは、精神の健康にとても有効だし、精神の安定は、身体の安定にもつながると身をもって体験しているのが現在です。

　そして作業所では、わがままな人とも一緒に過ごさなければいけません。私にとっては「気持ちの悪い」ことです。これも、クリアしなければならない課題として取り組めます。

 立派だね。私よりずっと立派。

 「気持ちがいい」を増やすことだけでは、社会で生きていく能力を増やすことにはなりません、という先生の文章で、何も私たちアスペルガー症候群の人間だけが、気持ち悪かったり、自分に合わないことをやらされているわけじゃないんだとあらためて知ることができました。
　そして、人のミスをフォローしたり、それによって場の雰囲気が和んだりすることは、結局「気持ちがいい」に結びつくということを最近知るようになりました。

　私が神田橋先生の本や、今回お会いできたことで一番印象に残ったのは、「未来を目指す」ということです。

　自分も闘病中は、いつも未来=ちょっと先のことを思い浮かべながら生活していたので、とても共感できました。

　想像をすると、頭の中に思い描いている「かもしれない世界」から、瞬間瞬間を生きる活力を与えられている気がしていました。

そして、未来を期待するっていうことは、現状を楽観視することではないんですよね。自分を信じることなんですよね。この考えは今、自信を持って言えます。だからこそ、治療に当たる立場の神田橋先生が、未来を目指していらっしゃることは、大きな希望になりました。

先生のご本に載っている整体も、自分で取り入れているリラックス方法と一緒でした。私は結構、自分が持っている自然治癒力をうまく使えていたのかもしれません。

治療者は、相手の人生が「よりよい体験」となるようにと願っています。だけど「体験」はその個人の主観ですから、外部から判定はできません。推測し空想するしかありません。だから心細いのです。今回藤家さんの体験を聞き、僕は80点ぐらいをもらった気分で嬉しくてたまりません。ありがとう。また教えてください。

【執筆・対談を終えて】
発達障害者養生のバイブル

愛甲修子

私は臨床心理士です。臨床心理士にはたいていS・V（スーパーヴァイザー）がいます。私のS・Vが神田橋條治先生です。

二〇〇九年七月六日、私は神田橋先生のスーパーヴィジョンを受けるため鹿児島に来ていました。

スーパーヴィジョンの席で、神田橋先生に「明日、佐世保高専で岩永竜一郎先生という方とお会いしてきます」とお話ししたところ、「これを岩永先生にお渡ししてください」と広瀬先生との対談集（療育技法マニュアル　第18集「発達障害とのかかわり」小児療育相談センター発行）を私に託されました。

私は岩永先生を「続　自閉っ子、こういう風にできてます」で知ってはいましたが、まさか神田橋先生がご存知だったとは驚きでした。

七月七日、佐世保高専で岩永先生と初めてお会いし、神田橋先生から託された本をお渡ししました。

七月八日、岩永先生からいただいた名刺を神田橋先生に差し上げましたところ、「僕は岩永先生と会ってお話ししたいなあ」としみじみおっしゃって、そのお姿が私の脳裏に焼きつきました。

東京に帰ってしばらく経ってから、全く面識のない花風社さんに私は突然お電話を入れました。

最初はものすごく警戒されて、「きっと断られるだろうな」といった対応が続きました。あちらからすると、それはごく当たり前の対応だったと思います。どこの馬の骨かわからない赤の他人が「あのう、神田橋先生と岩永先生の対談の本を作りませんか」と突然電話してきたわけですから。

でも、でも、不思議な流れが起こり始めました。

私は突然花風社の浅見さんとお会いすることになったのです。

私が初めて花風社さんを訪問したのは、七月二十七日の夕でした。お会いした時、浅見さんの体全体から真っ黒の炎が燃えたぎっていました。

今考えるとそれはひょっとしたら医療者やカウンセラーに対する怒りだったのかもしれません（悲しみの怒りのように感じられました）。

そんなこんなで、神田橋先生の研究会が東京で開かれた際、浅見さんが神田橋先生に会われました。

そして翌年一月九日、十日、神田橋先生、岩永先生、浅見さん、藤家さん、愛甲といったメンバーで長崎で対談が行われる運びになりました。

結論から申しますと、本書は神田橋先生と岩永先生の対談の域を超えたものになりました。

発達障害者養生のバイブルと呼ぶに値する名著になったと思います。

「発達障害者は発達する」という言葉は、発達障害者を確実に発達させてこられた神田橋先生だからこそ言えるお言葉なのでしょう。

神田橋先生のことを岩永先生は、理詰めの人と評されていますが、私もその意見には賛同します。

お医者様のなかには、神田橋先生のOリングや整体や「邪気」という言葉などに疑問を覚える方もいらっしゃると聞きます。

神田橋先生は、経験値を積み上げられるなかで反省し検証しつつすぐれた技を修得されてこられているので、その技は決して「神業」などではないはずです。

「発達障害者を発達させる」技を修得するためには、治療者自らが謙虚に学ぶ姿勢を持ち続けること、そして発達障害者の生活世界を理解しようとする姿勢を持ち続けることが大切なのだと思います。

本書では発達障害当事者やご家族そして定型発達者がどうしたら生き生きとやっていけ

るようになるか多くの貴重なお話が語られています。

デジタルではなくアナログで、診断をつけるだけではなく治療をこころがけることこそが医療者には求められます。

そしてすべての専門家や家族は、発達障害当事者が未来を思い描き歩を進められるよう支援することを知らなければなりません。

また、発達障害当事者も自らが発達することで未来へと歩を進められるようになることを知っておく必要がありましょう。

神田橋先生が岩永先生のことを「正しい道を進んで行かれている方だ」と評される理由は、岩永先生がつねにその人の未来を思い描きながら治療をされていらっしゃる姿勢にあるのではないでしょうか。

本書を読むことで、読者ひとりひとりが自らの遺伝子を開花させていくことができれば、本書の目的は達成されることになります。

私は本書が世に出る最初のきっかけを作らせていただいたことを光栄にそして嬉しく思います。

まさか対談にも加わらせていただくことになろうとは夢にも思っていませんでした。

ひとりでも多くの方が本書を手に取ってくださって、それぞれの未来を思い描いていただきたい、そのように心より念じております。

【執筆・対談を終えて】
発達障害者と明るい未来

藤家寛子

「発達障害者は発達する」という言葉は、いい意味で多くの人々に衝撃を与えると思う。治るわけではないけど、脳機能の改善ができる。

そんな当たり前のことが、なぜ今まで語られてこなかったのか、この本に参加した今となっては不思議でたまらない。

神田橋先生は、とてもポジティブな人で、問題のある症状でさえも、肯定した意味づけをなさっていた。

私にはその考え方はとても新鮮に感じられた。

フラッシュバックについても、自分ではうまく表現できなかったことを説明してもらい、そうそう、とうなずくことばかりだった。

「過去にいじめられた恨みを、今目の前にいる人で晴らそうとする」、という説明は、フラッシュバックを体験してきた私にとってはまさに的確で、先生のこの説明によって、フラッシュバックする人の心理が多くの人に伝わればいいなと思った。

うつと双極性障害の話は、正直なところすごく難しかった。でも、わかる人、たとえば医師などが読むことによって、誤診断されている人の数がグッと減ればいいなとかなり期待できた。

気分に波がきやすいという体質自体は変わらなくても、波が把握できるようになるとか、薬が減るとかは、実際に体験したことがある。

この本を読んだ多くの人に、「改善」できることこそが今日の発達障害の一番明るい未来のかたちであることに気づいてほしい。

診断されたい人が増えてきた理由も、よく分かった。

たしかに自分の摩訶不思議な状態が腑に落ちれば、それだけで癒しの効果があると思う。

感覚統合検査も、まだ半信半疑の人が多いが、うまく活用することで、よりいっそう自分の問題点がクローズアップされるので、この本を読んで、少しでも多くの人に興味を持ってほしい。

実際に海外では、学校にOTの先生がいると聞いて、とてもうらやましく感じた。

自分が学校に通っているときにそんな制度があったら、確実に学校に通うことが苦にならなかったと思うからだ。

未診断の子でも、OTの先生の恩恵にあやかることができたかもしれない。

発達障害が少しでも改善するためには、何でもいいからとりあえず恐れずに色々な治療を取り入れてみるのがいいのかもしれないと思った。

そして、自分の「気持ちがいい」物を探す。

それが、ひいては自己セラピーに通じるのではないだろうか。

とにかく、「発達障害者は発達する」という新しい概念によって、これまでの視点が大きく変わる。

そのことで、自分で何とかしようと思う人が増えてくるのではないだろうか。

この本を読んで、私はそう感じた。

多くの人がこの本を読むことによって、真の意味での「改善」策を見つけられたらいいなと思う。

【執筆・対談を終えて】

道しるべとなる出会い

岩永竜一郎

神田橋先生のお弟子さんの愛甲さんとお会いしたのは、昨年の七月でした。今思うとお恥ずかしいのですが、私はその時まだ神田橋先生のことをよく存じませんでした。愛甲さんが特別支援教育に対してバランスのよい考え方をお持ちでしたので、きっと良い指導をされている先生なのだろうという想像をしていた程度でした。

そんな私に愛甲さんが熱心に神田橋先生のことをご説明され、文献をくださいました。私はそれをわくわくしてではなく、どんな内容だろうと確かめるように読んでみました。最初に読んだ時の正直な感想は感銘と疑問が入り混じったものでした。書かれている内容の多くには感銘を受けました。精神科医であり、統合失調症、双極性障害、ＰＴＳＤなどへの対応方法を明快に提起しながらも、発達障害のことをびっくりするぐらい腑に落ちる表現で説明されていたことには感嘆せざるをえませんでした。誰もが説明に詰まるようなことを、ここまで的確に表現できるのか、と何度も同じところを読み返しながら感動したことを覚えています。ただし、その一方で今まで聞いたことがない処方や対応方法が書かれていたため、疑問を感じた部分もありました。つまり、この時点では柔軟そうで素晴らしいセンスを持った先生そうだけど、どこまで仰っていることを受け入れられるだろうかと疑問に思っていました。

このあと、私は浅見さんとやり取りをしながら、神田橋先生が書かれた御本を読み重ねました。それからは驚きの連続でした。神田橋先生の御本を読みながら目から何枚の鱗が落ちたかわかりません。そこには精神疾患がある方への理解、対応の仕方のエッセンスが凝縮された含蓄のある言葉が並んでいました。きっと、この先生の治療には深い洞察と柔軟な思考、多くの治療経験に基づく検証、患者への慈愛が反映されているはずだと思えるようになりました。こんな素晴らしい先生とお会いできるという機会に巡り合えるとは、なんて幸せだろうとこの時になって実感しました。そして、本を読み進めると同時に、色々な場で出会った精神科医に神田橋先生のことを伺ってみました。すると、異口同音にあの先生はすごい、日本の精神科医の第一人者でありカリスマであるという答えが返ってきました。神田橋先生の本は精神科医の教科書であるし、先生の臨床はすべての医師が見習うべきものだ、あの先生が言っていることは間違いなく精神科医にとって大切なことだ、とも言われました。私が話を聞いた精神科医の先生は臨床医、研究メインの方など様々でしたが皆そう仰るのです。話を聞けば聞くほど、すごい先生であることがわかってきました。

そんな先生がなぜ私に会ってくださるんだろうと不思議に思い、緊張しながらお会いする日を迎えました。

実際に神田橋先生にお会いして最初に驚いたのは先生のお人柄でした。あれだけの功績を残し、日本の精神科医療を引っ張っている方であるにもかかわらず、威厳を振りかざすという態度は微塵も感じられませんでした。私とも気さくに話してくださりました。そして、人の話をよく聞いてくださる方であることもすぐにわかりました。藤家さんの話を聞く時の真剣なまなざしは忘れられません。先生が当事者から学ぶことをとても大切にしていることが感じられました。それから、神田橋先生のお話を聞かせていただいて最も印象に残ったのは臨床家としてのスピリッツでした。当事者の話を重視していることもそうですが、対象の方に役立つものをどん欲に取り入れ、その治療を発展させていこうとする姿勢には驚かされました。臨床家として心から尊敬できる方であるとあらためて感じました。

神田橋先生には、学ぶべきことばかりで、今回の本は対談というより、先生に教えを請うという内容になりました。でも、結果的にはそれで良かったのではないか思っています。お話の中で、私が長年疑問に思っていたことに明快な御回答をいただきましたし、これから私が歩むべき道を示してくださいました。この本の中で神田橋先生が語ってくださったことは、私だけでなく、自閉症の人を支える家族や臨床家の多くに非常に役立つ内容になっていると思います。

それから、この本は精神科医の先生方に発達障害のある人への対応に関する示唆を与えるものだとも思っています。最近、発達障害に関心をお持ちの精神科医の先生が増えています。しかし、そのような先生方も発達障害への治療や対応には苦慮されており、道しるべとなる情報を求められています。そのような先生方にとって本書は有用なものになるのではないでしょうか。

この本に書かれている神田橋先生のお言葉の一つ一つを読者の皆様と共有できることを喜びに思います。私は今回の神田橋先生との出会いを人生の宝だと思っています。神田橋先生には貴重なお話をいただけたことを心から感謝したいしだいです。

また、このような素晴らしい勉強の機会ができたのは、愛甲さん、藤家さん、浅見さんのおかげでもあると思っています。ご三方にも紙面を借りてお礼申し上げます。

あとがき

病気は診断が決まると、元の健康に戻すための治療法が定まります。だけど発達障害は病気ではありません。発達の凸凹です。しかも脳は発達しようと懸命にもがいているし、発達し続けています。

元に戻す治療法などはないのです。あるのは未来へ向けての援助です。

発達の凸凹は各人各様ですから、発達援助も各人各様のテーラーメイドのものになります。

まず個々人の発達の凸凹具合を細かに把握する必要があります。岩永先生に期待するところ大です。

他方自らの発達促進を工夫してきた当事者の自助活動が教示する内容は「生」の情報です。

すなわち本書では、藤家さん一人が真実を知る証人です。エビデンスの判定者です。

神田橋條治

本書に登場した本

神田橋條治 著

●コツ三部作

『精神科診断面接のコツ（追補）』岩崎学術出版社、一九八四年（追補版一九九四年）
『精神療法面接のコツ』岩崎学術出版社、一九九〇年
『精神科養生のコツ』岩崎学術出版社、一九九九年（改訂版二〇〇九年）

●その他

『発想の航跡 神田橋條治著作集』岩崎学術出版社、一九八八年
『発想の航跡2 神田橋條治著作集』岩崎学術出版社、二〇〇四年
『「現場からの治療論」という物語——古稀記念』岩崎学術出版社、二〇〇六年

●共著

『療育技法マニュアル第18集　発達障害とのかかわり』〈広瀬宏之〉小児療育相談センター、二〇〇九年
『スクールカウンセリング モデル１００例』〈かしまえりこ〉創元社、二〇〇六年

ニキ・リンコ 著
『俺ルール！ 自閉は急に止まれない』花風社、二〇〇五年
ニキ・リンコ／藤家寛子 著
『自閉っ子、こういう風にできてます！』花風社、二〇〇四年
岩永竜一郎／藤家寛子／ニキ・リンコ 著
『続 自閉っ子、こういう風にできてます！』花風社、二〇〇八年
『続々 自閉っ子、こういう風にできてます！』花風社、二〇〇九年
藤家寛子 著
『自閉っ子は、早期診断がお好き』花風社、二〇〇七年
藤家寛子／浅見淳子 著
『自閉っ子的 心身安定生活！』花風社、二〇〇九年
中田大地 著
『ぼく、アスペルガーかもしれない。』花風社、二〇〇九年
ジョン・J・レイティ／エリック・ヘイガーマン 著
『脳を鍛えるには運動しかない！――最新科学でわかった脳細胞の増やし方』ＮＨＫ出版、二〇〇九年

発達障害《はったつしょうがい》は治《なお》りますか?

2010年 5月27日　第一刷発行
2022年 2月11日　第十刷発行

著者
神田橋條治
岩永竜一郎
愛甲修子
藤家寛子

装画・マンガ
小暮満寿雄

デザイン
土屋 光 (Perfect Vacuum)

発行人
浅見淳子

発行所
株式会社花風社
〒151-0053 東京都渋谷区代々木 2-18-5
Tel : 03-5352-0250　Fax : 03-5352-0251
E-mail : mail@kafusha.com　URL : http://www.kafusha.com

印刷・製本
新灯印刷株式会社

ISBN978-4-907725-78-5